HELEN FOSTER

GI DIÄT

Abnehmen mit dem Glykämischen Index

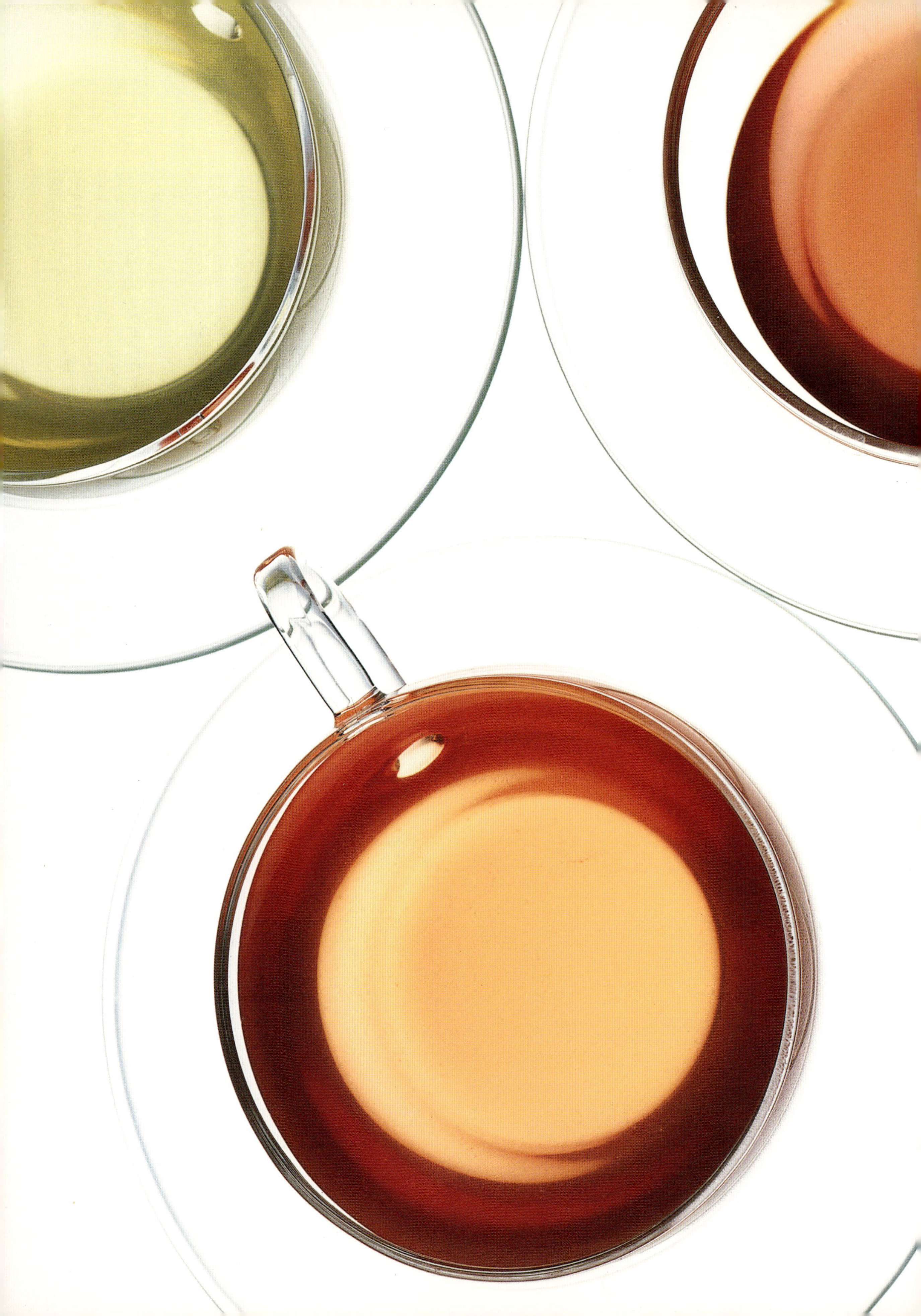

HELEN FOSTER

GI

Abnehmen mit dem
Glykämischen Index

DIÄT

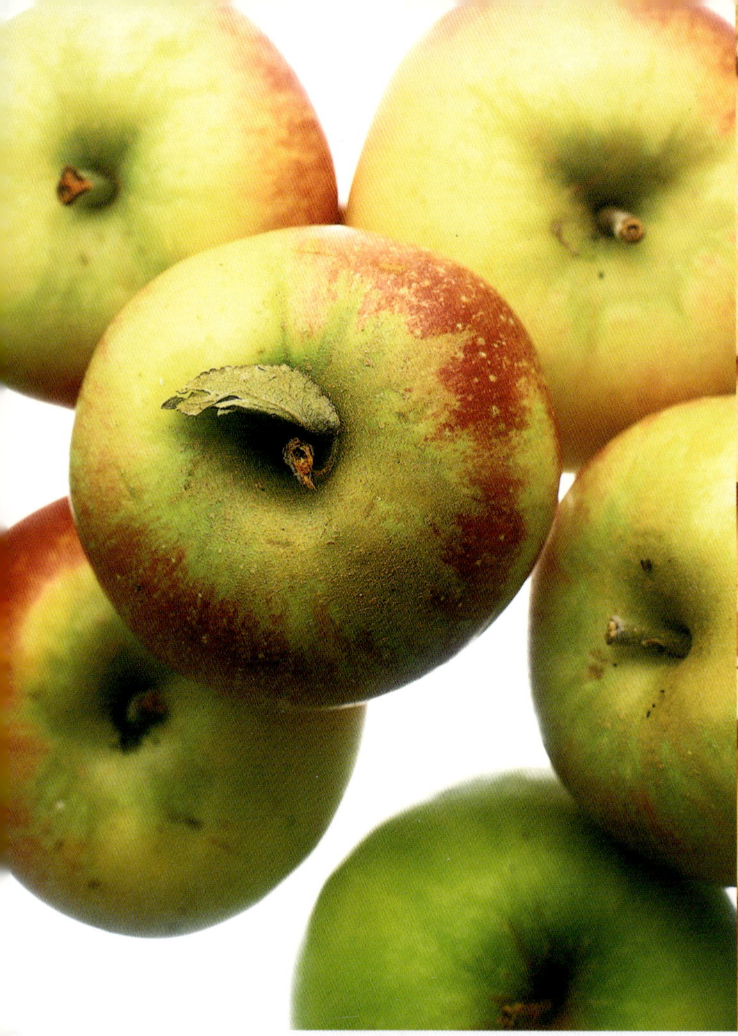

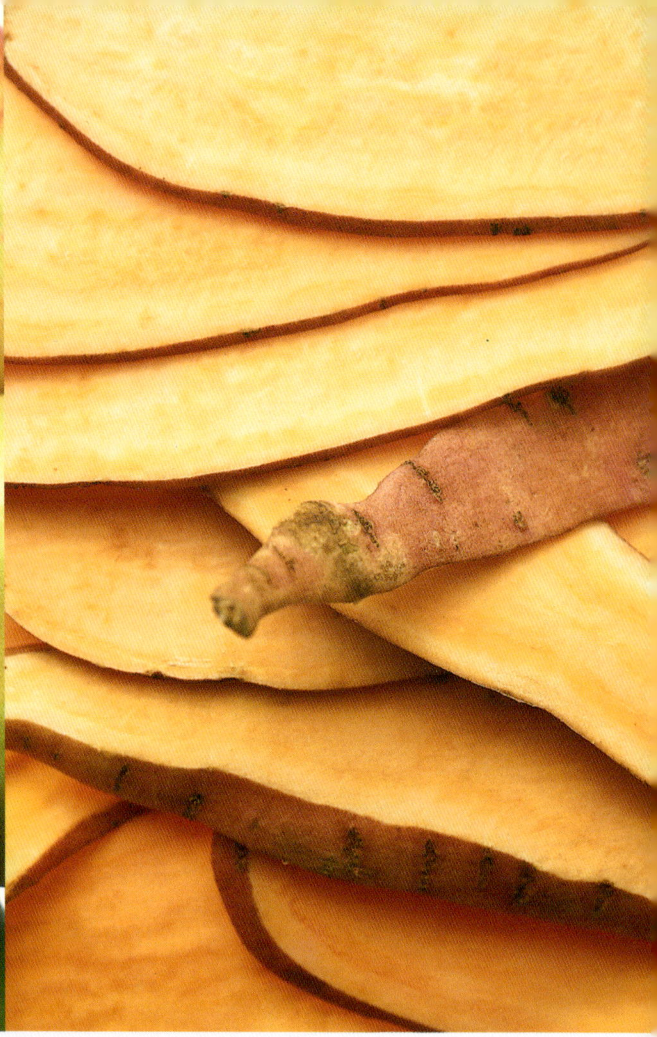

ISBN-10: 3-517-08184-1
ISBN-13: 978-3-517-08184-7

Erstveröffentlichung 2004 unter dem Titel „Easy GI Diet" bei Hamlyn, einem Verlag der Octopus Publishing Group Ltd, 2–4 Heron Quais, London E14 4JP

Originaltitel: Easy GI Diet

Umschlaggestaltung und Konzeption:
R.M.E. Eschlbeck / Kreuzer / Botzenhardt
Übersetzung: SAW Communications, Mainz: Martina Fischer
Redaktion: SAW Communications, Mainz: Dr. Sabine A. Werner
Producing: SAW Communications, Mainz: Dr. Sabine A. Werner

Satz: SAW Communications, Mainz: Katrin Pfeil
Printed and bound in China

817 2635 4453 6271

Die Ratschläge in diesem Buch sind von Autorin und Verlag sorgfältig erwogen und geprüft, dennoch kann eine Garantie nicht übernommen werden. Eine Haftung der Autorin bzw. des Verlags und seiner Beauftragten für Personen-, Sach- und Vermögensschäden ist ausgeschlossen.

„Die GI Diät. Abnehmen mit dem Glykämischen Index" versteht sich als Sach- und Kochbuch mit dem Ziel, bei der Gewichtsreduzierung zu helfen. Halten Sie vor der Anwendung jedoch Rücksprache mit Ihrem Arzt darüber, ob diese Diät für Sie geeignet ist.

ANMERKUNGEN

Das Buch enthält Gerichte mit Nüssen oder Nussderivaten. Personen mit bekannten allergischen Reaktionen auf Nüsse und Nussderivate sowie potenziell allergiegefährdeten Personen wie Schwangeren, stillenden Müttern, Kranken, Senioren, Kleinkindern und Kindern wird empfohlen, auf Gerichte mit Nüssen und Nussölen zu verzichten. Kontrollieren Sie stets die Kennzeichnung von Fertigzutaten auf den möglichen Gehalt von Nussderivaten.

Fleisch und Geflügel vollständig durchgaren. Als Gartest bei Geflügel das Fleisch an der dicksten Stelle mit einem Spieß oder einer Gabel einstechen; die austretende Flüssigkeit muss klar sein, niemals rosa oder rot.

Sämtliche Rezepte dieses Buches wurden von einem professionellen Ernährungsberater analysiert. Die Analyse versteht sich pro Portion.

Inhalt

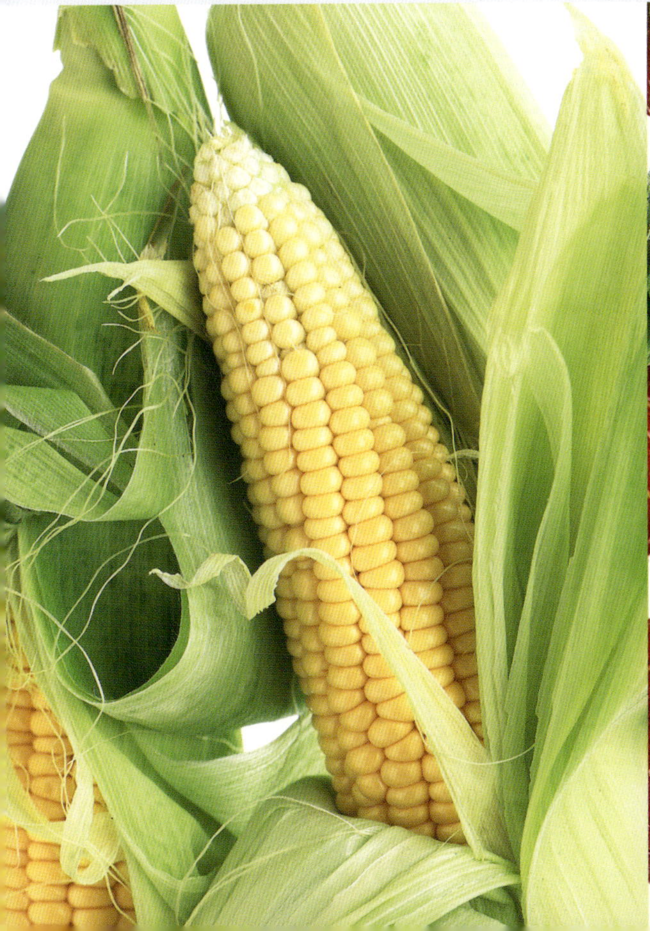

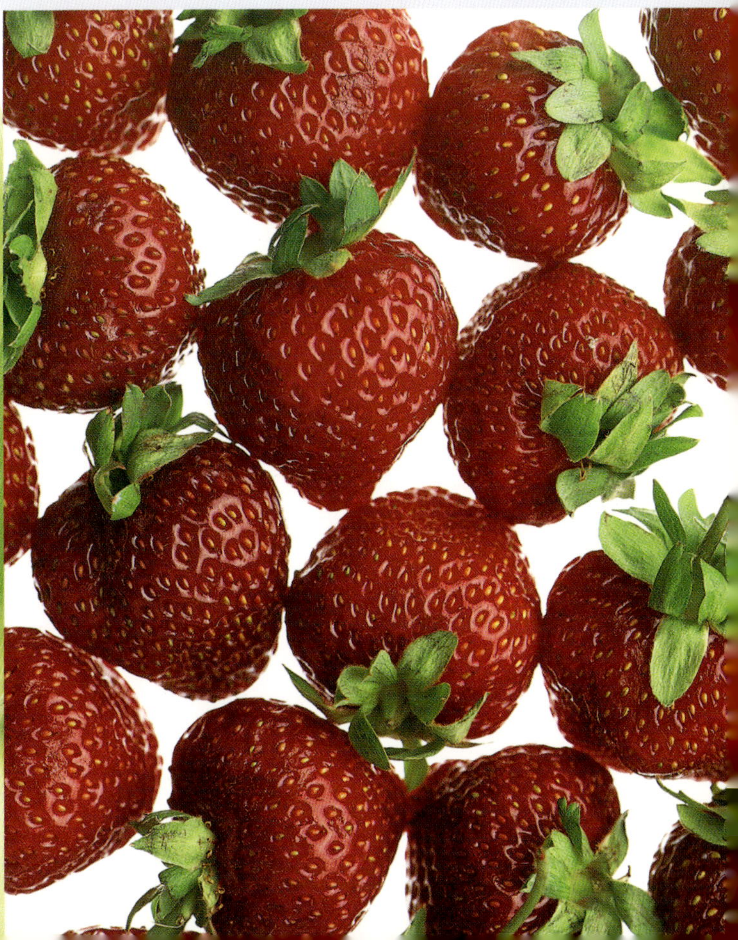

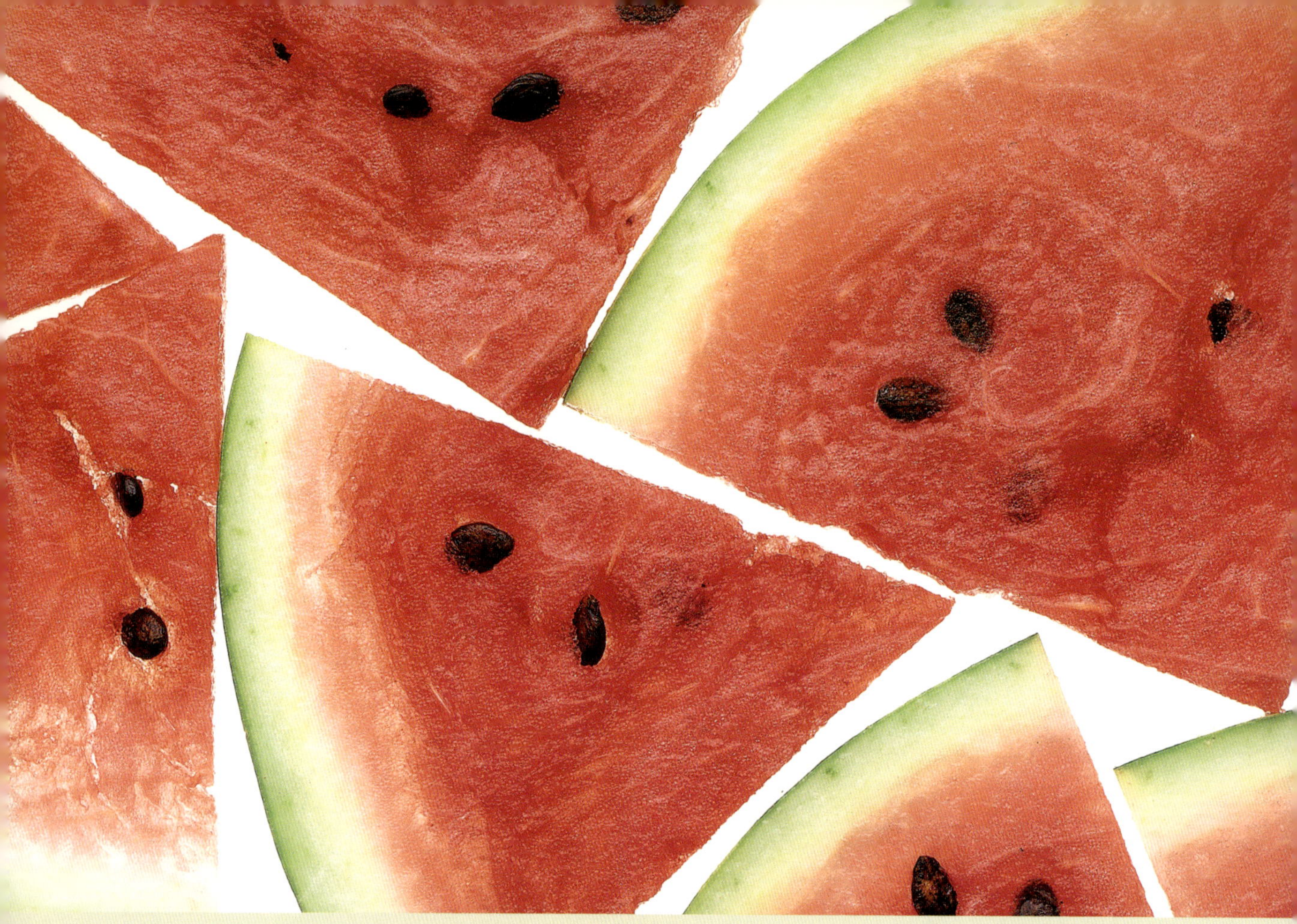

Einleitung

Was haben Sie heute gegessen? Toast und Saft zum Frühstück, ein belegtes Brötchen zum Mittag- und einen Teller Pasta zum Abendessen – kommt Ihnen das bekannt vor? Höchstwahrscheinlich ja, denn so sieht der übliche Speiseplan vieler Menschen aus, und die meisten halten dies auch für recht gesund, da sie wenig Fett und viele Energie spendende Kohlenhydrate zu sich nehmen. Überraschenderweise zeigt sich bei genauerem Hinsehen, dass eine solche Ernährung die Gefahr von Herzerkrankungen, Diabetes, Gewichtszunahme und vielleicht sogar von einigen Krebsarten erhöht. Die Wahrheit ist: Unser gesamtes Wissen der letzten Jahre zum Thema Ernährung wird derzeit auf den Kopf gestellt.

Zu viel des **Guten**

Zu Großmutters Zeiten nahm der Durchschnittsmensch zehn bis 13 verschiedene Arten von Lebensmitteln täglich zu sich, beim heutigen Durchschnittsmenschen sind es sechs bis acht. Ein Großteil davon gehört überdies zu einer der größten Lebensmittelgruppen, den Kohlenhydraten. Es handelt sich in erster Linie um Weißmehlbrot, Kartoffeln, Kuchen, Gebäck und zuckerhaltige Leckereien, die vielleicht gut schmecken und Genuss bereiten, in unseren Körpern jedoch Reaktionen hervorrufen, die den Organismus aus dem Gleichgewicht bringen. Das ist schlecht, denn der Körper sehnt sich geradezu nach Gleichgewicht, ein Phänomen, dass wissenschaftlich als Homöostase bezeichnet wird. Bei fehlendem Gleichgewicht stellen sich im Alltag Probleme wie Müdigkeit, Stimmungsschwankungen und Heißhunger auf Zucker ein. Damit steigt das Risiko, in der Zukunft verschiedene Gesundheitsprobleme zu entwickeln.

Vermutlich ist Ihnen das nicht neu. Proteinreiche Ernährungsweisen sind schließlich derzeit sehr beliebt, und Kohlenhydrate werden dabei streng eingeschränkt oder sogar gänzlich gestrichen. Es stimmt – solche Ernährungspläne helfen, die Nebenwirkungen von übermäßiger Kohlenhydratzufuhr zu beseitigen, aber sie können andere, eigene Probleme mit sich bringen, beispielsweise schlechten Atem, Verdauungsstörungen und überlastete Nieren. Dies ist für den Körper im Ergebnis genauso irritierend wie die vorangegangene Ernährungsweise. Es gibt aber eine bessere Ernährungsweise, die allen Irritationen ein Ende setzt und mit der der Körper ein Gefühl für Ausgewogenheit ohne schädigende Nebenwirkungen entwickeln kann. Sie basiert auf dem Wert, den Wissenschaftler als Glykämischen Index oder kurz GI bezeichnen.

Anders essen

Stark vereinfacht misst der Glykämische Index die Reaktionen der zugeführten Lebensmittel im Körper. Bei einer GI-bewussten Ernährung nimmt man Lebensmittel zu sich, die ausschließlich positive Reaktionen auslösen. Klingt einfach – ist es auch! Es ist so einfach, dass Ernährungswissenschaftler den Glykämischen Index als den Schlüsselbegriff schlechthin für die Ernährung des 21. Jahrhunderts preisen. An der renommierten Harvard University in den Vereinigten Staaten bringen Forscher Anleitungen heraus, die sich auf eine GI-bewusste Ernährung stützen und hoffen, dass diese schon bald zum nationalen Gesundheitsplan erhoben werden. Vorausschauende Länder, wie beispielsweise Australien, bringen auf Lebensmittelkennzeichnungen derzeit GI-Informationen an, damit der Verbraucher einfacher eine gute Wahl treffen kann. Eine auf Lebensmitteln mit niedrigen GI-Werten basierende Ernährung ist der beste Weg, die Gesundheit zu stärken.

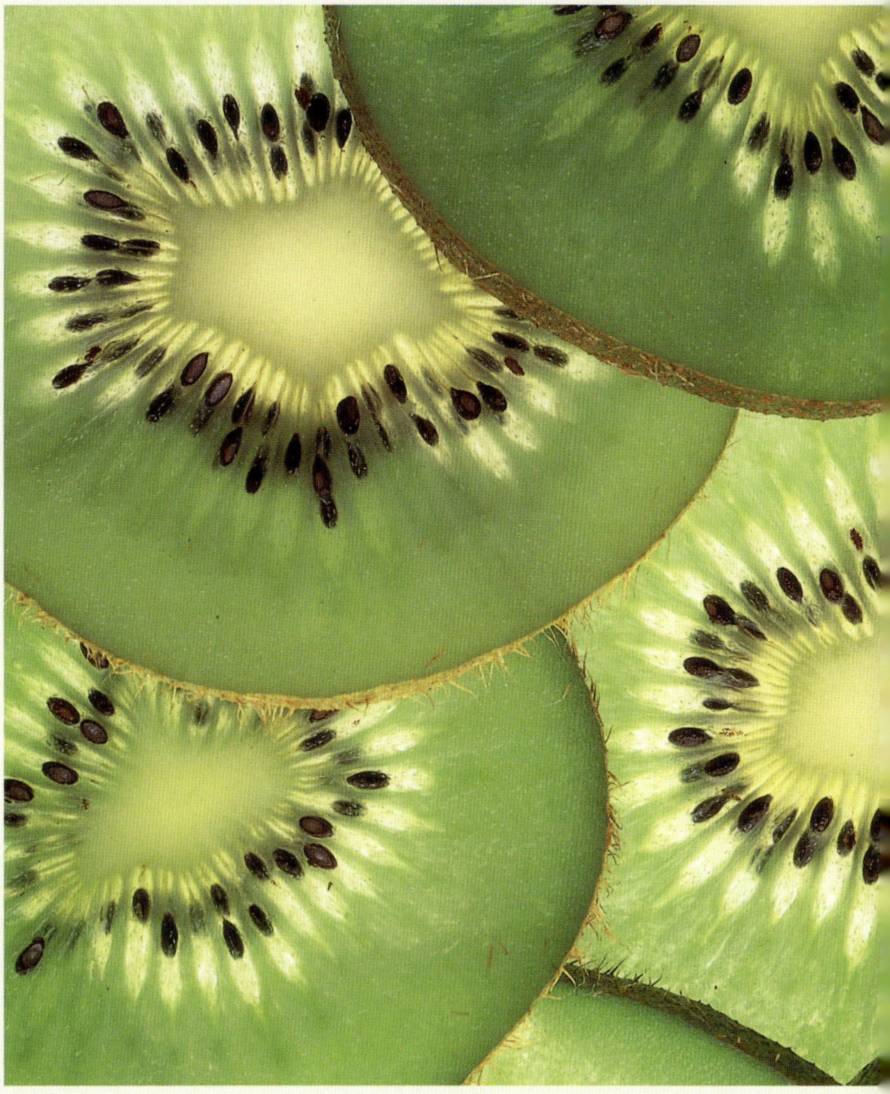

DER GLYKÄMISCHE INDEX

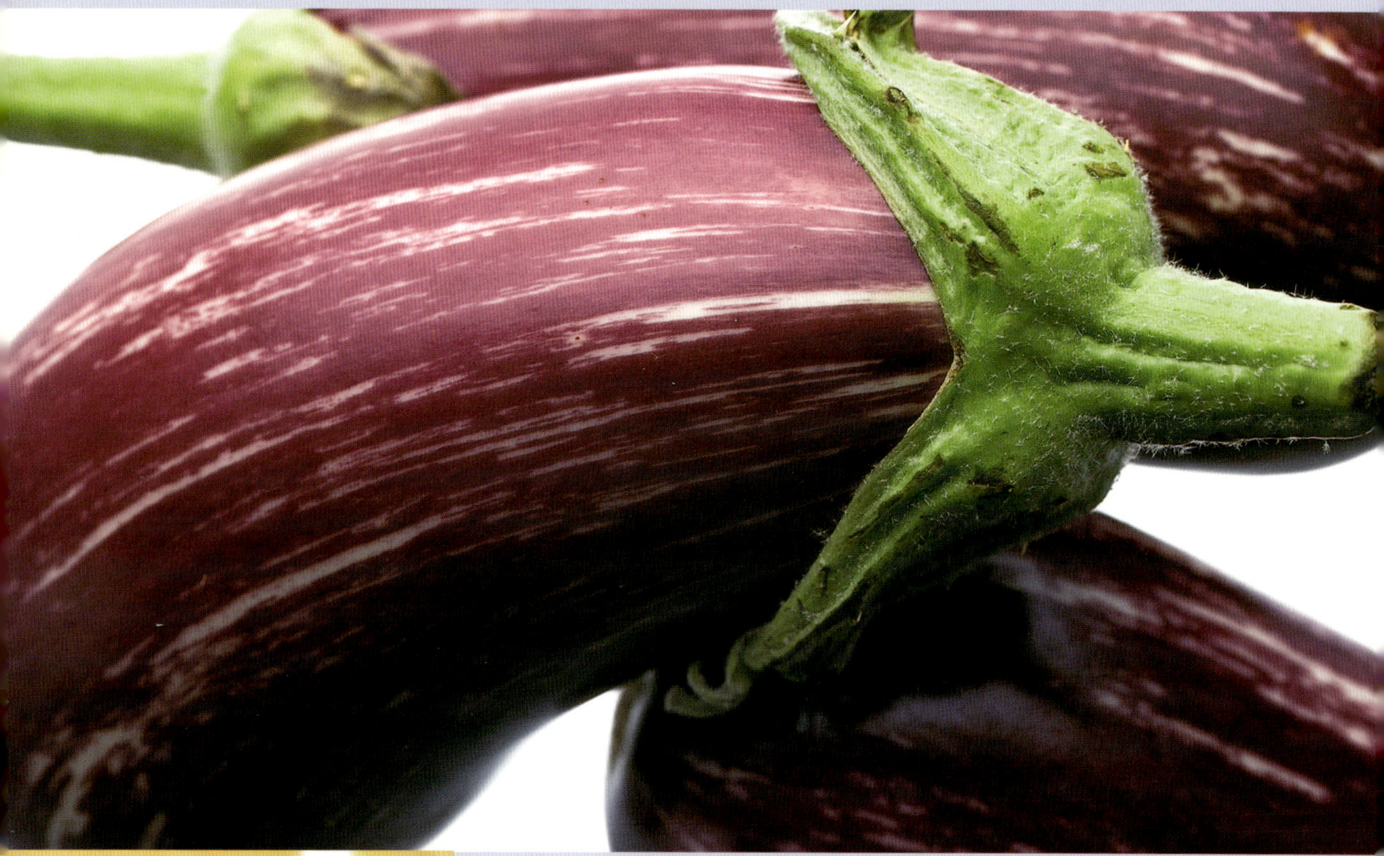

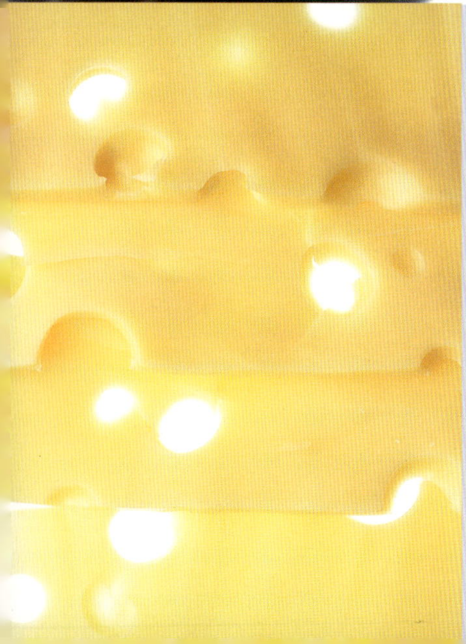

In diesem Kapitel wird erklärt, was es mit dem Glykämischen Index auf sich hat und warum so viele positive Auswirkungen im Körper mit dem GI zusammenhängen.

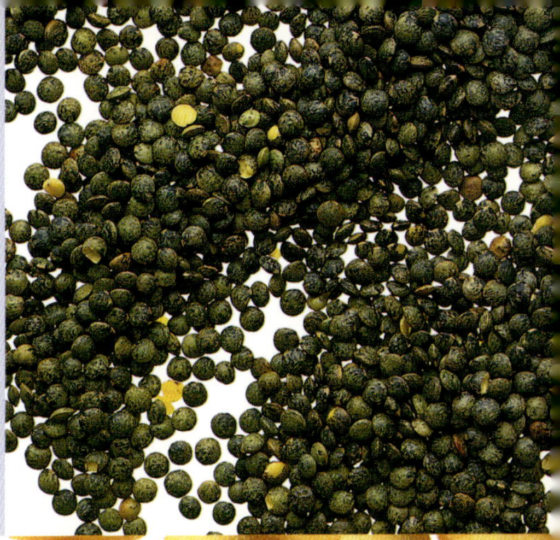

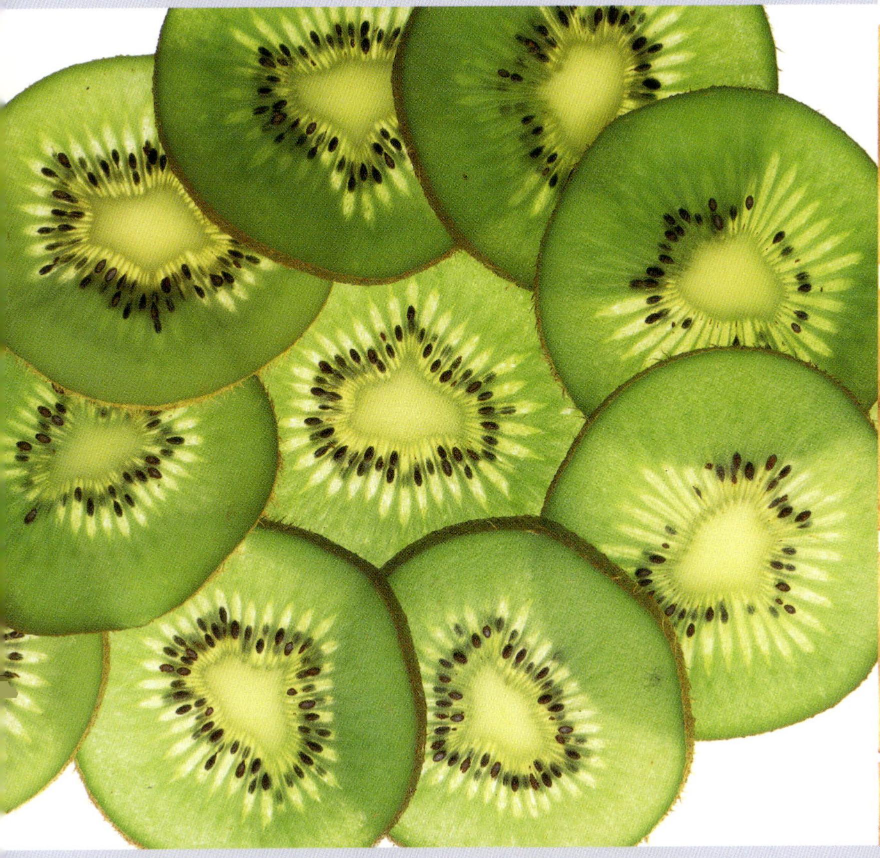

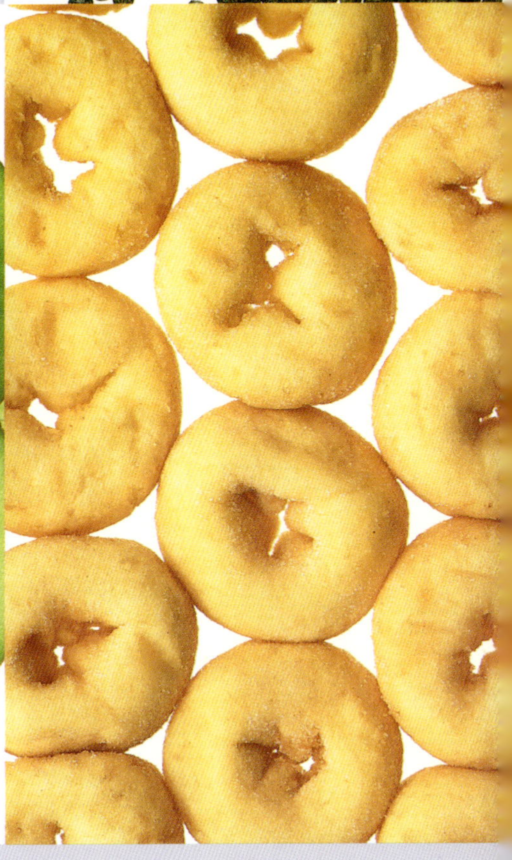

Im Folgenden sind alle gesundheitsfördernden Vorteile einer GI-bewussten Ernährung dargelegt – vom verringerten Risiko für Herzerkrankungen bis hin zu weniger Falten! Und schließlich kann man in diesem Abschnitt schnell und einfach testen, wie gut die aktuelle Ernährungsweise ist. Damit erhält man eine gute Ausgangsbasis, auf der die Ernährung verbessert und dadurch Körper und Geist gestärkt werden können.

Was ist der **Glykämische Index?**

Der Körper muss Tag für Tag über 10 000 Schritte machen, 40 000 Gedanken denken, 36 000 Liter Blut durch die Adern pumpen und die Belastungen des modernen Lebens bewältigen. Dafür benötigt er Energie, und diese wiederum erhält er aus der Nahrung.

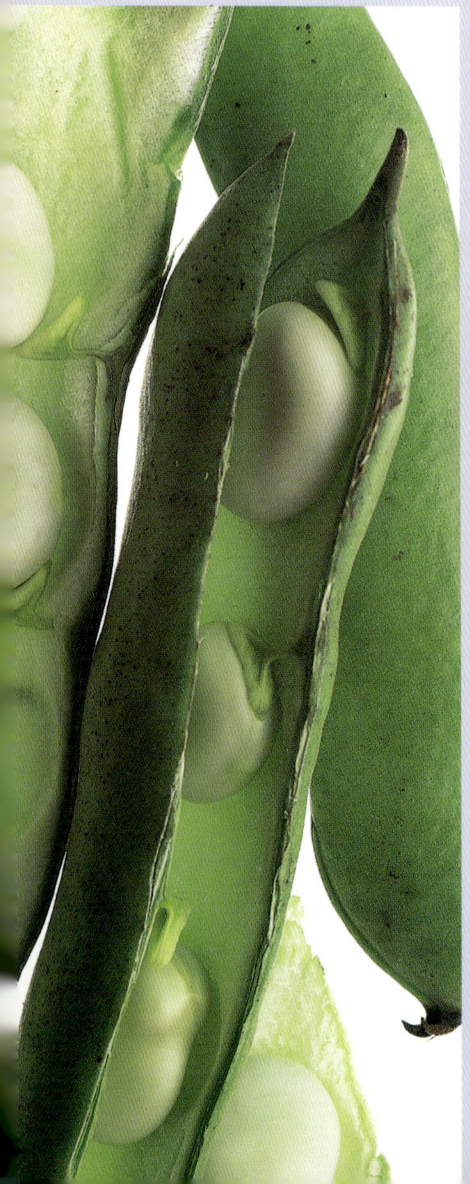

Glukose und der **Glykämische Index** – das Geheimnis

Der liebste Brennstoff des Organismus ist ein Einfachzucker namens Glukose. Er wird aus den in der Nahrung enthaltenen Stärken und dem Doppelzucker (Kohlenhydraten) gewonnen. Glukose wird in der Leber gebildet, nachdem der Magen die Lebensmittel verdaut hat. Anschließend wird die umgewandelte Glukose in die Körperzellen transportiert und entweder sofort verbrannt – wenn wir laufen, gehen oder auch geistig tätig sind – oder in den Muskeln und Fettspeichern für eine spätere Verwendung aufbewahrt. Dies geschieht mit allen Lebensmitteln, die Kohlenhydrate enthalten, ob es nun ein Teller Spinat ist oder ein Stück Kuchen. Der Unterschied liegt in der Geschwindigkeit des Ablaufes. Sehr einfach ausgedrückt ist der Glykämische Index also eine Maßeinheit für diese Geschwindigkeit. Lebensmittel mit hohem Glykämischen Index (bezeichnet als Lebensmittel mit „hohem GI") werden schnell in Glukose umgewandelt, solche mit niedrigem GI hingegen langsamer.

„Langsam ist gut"

Lebensmittel mit niedrigem GI werden langsamer verdaut, und man fühlt sich länger satt.

Wie hängt das mit **unserer Gesundheit** zusammen?

Das Hormon Insulin ist die Verbindung. Sobald Glukose in den Blutkreislauf abgegeben wird, hat das Insulin die Aufgabe, sie dorthin zu bringen, wo Bedarf besteht. Wird Glukose langsam freigesetzt, ist alles problemlos: Insulin wird in Maßen ausgeschüttet und kann gewissermaßen „in Ruhe überlegen", wo die Glukose gerade am dringendsten benötigt wird, und sie dorthin befördern.

Werden jedoch große Glukosemengen ins Blut gegeben, gerät der Körper in Panik. Er braucht womöglich Glukose als Brennstoff, zu viel aber kann schädlich sein. Daher setzt er sehr viel Insulin frei, das die Glukose rasch zu den Fettspeichern bringt, wo sie keinen Schaden anrichten kann. Passiert dies zu oft, nimmt der Körper zu.

Steigt der Insulinspiegel zu häufig, werden die Zellen, die normalerweise auf Glukose reagieren, gegen die Signale resistent. Zu den Bedarfsstellen wird weniger Glukose transportiert, und mehr davon verbleibt stattdessen im Blut.

Das wiederum verursacht Zellschädigungen, was den Alterungsprozess vorantreibt und andere Beschwerden begünstigt, beispielsweise Ablagerungen in den Arterien. Da die Zellen unterversorgt sind (was Müdigkeit verursacht), schüttet der Körper emsig immer mehr Insulin aus, um das Gleichgewicht wiederherzustellen. Dadurch werden die Zellen noch resistenter, und nach vielen Jahren kann sogar eine Erkrankung an Typ-II-Diabetes die Folge sein.

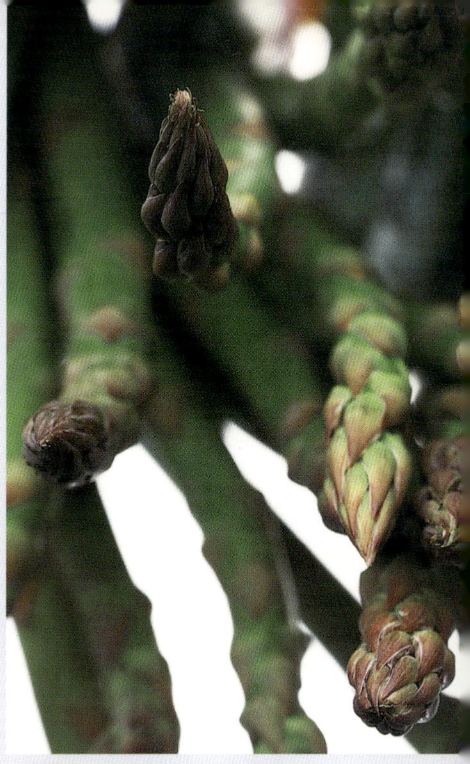

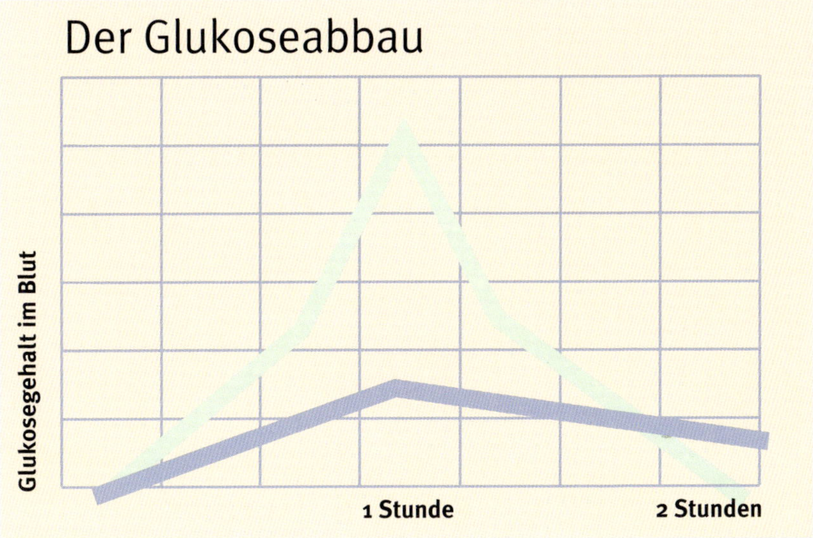

Lebensmittel mit hohem GI (Weißmehlbrot, Ofenkartoffeln, Reiskuchen, Wassermelone) werden schnell in Glukose umgewandelt.

Lebensmittel mit niedrigem GI (Erdnüsse, Würstchen, Vollkornnudeln und Schokolade) werden viel langsamer in Glukose umgewandelt.

Umkehren

Dieser Prozess wird ins Gegenteil verkehrt, wenn man sich auf eine Ernährung mit niedrigem GI umstellt. Werden nur Lebensmittel gegessen, die einen leichten Glukoseanstieg im Blut verursachen, beugt man der Panikreaktion des Körpers vor und bringt den Organismus ins Gleichgewicht. Bei gesunden Menschen verringert sich dadurch das Risiko, dass eine Insulinresistenz entstehen könnte, und bei den geschätzten 25 Prozent der Menschen, die bereits daran leiden, kann es für die Zellen eine Entlastung bedeuten, durch die sie die Resistenz gänzlich überwinden. Sie werden sehen, dass sich die Ergebnisse auf alles, vom Herzen bis zur Haut, positiv auswirken können.

20 Argumente für Lebensmittel mit niedrigem GI

1 Ihr Herz wird es Ihnen danken. Wissenschaftlern der Harvard University zufolge haben Frauen, die viele raffinierte Kohlenhydrate zu sich nehmen, zehn Prozent weniger gutes Cholesterin (hält das Herz gesund) und 76 Prozent mehr Triglyceride (besonders giftige Fettart) im Blut als Frauen, die Lebensmittel mit niedrigem GI essen.

2 In einer Studie der Yonsei-Universität Seoul (Südkorea) ersetzten Männer weißen Reis (hoher GI) durch ganze Körner (niedriger GI), und ihre Werte der Aminosäure Homocystein fielen in nur sechs Wochen um 28 Prozent. Hohe Homocysteinspiegel werden mit Herzproblemen in Verbindung gebracht und begünstigen angeblich die Entwicklung der Alzheimer-Krankheit im Alter.

3 Ein hoher Ballaststoffgehalt trägt zum niedrigen GI-Wert eines Lebensmittels bei. Das heißt, wenn mehr Lebensmittel mit niedrigem GI verzehrt werden, steigt die Wahrscheinlichkeit, dass die von Gesundheitsexperten empfohlene Menge von täglich 25–30 g Ballaststoffen zugeführt wird. Das ist nicht nur der Gewichtsreduzierung förderlich (Ballaststoffe helfen, den Organismus von Fettkalorien zu befreien), sondern setzt auch das Risiko herab, an Darm- und anderen Verdauungstrakt-Krebsarten zu erkranken.

4 Wenn zuckerhaltige Lebensmittel vom Speiseplan verschwinden, sehen Sie auch jünger aus! Viele Dermatologen sind überzeugt, dass raffinierte Kohlenhydrate Entzündungen der Haut auslösen; dadurch kommt es zu hohen Anteilen von freien Radikalen (siehe Seite 35). Diese greifen das Kollagen und die Elastinfasern an, die die Haut straffen. Die Haut wird schlaff und bekommt Falten.

5 Ein niedrigerer Insulinspiegel kann gegen Akne und fettige Haut helfen. Untersuchungen an der Colorado State University zufolge führt ein hoher Insulinspiegel dazu, dass im Organismus größere Mengen von Androgenen (männliche Hormone) freigesetzt werden und eine überhöhte Talgproduktion angeregt wird.

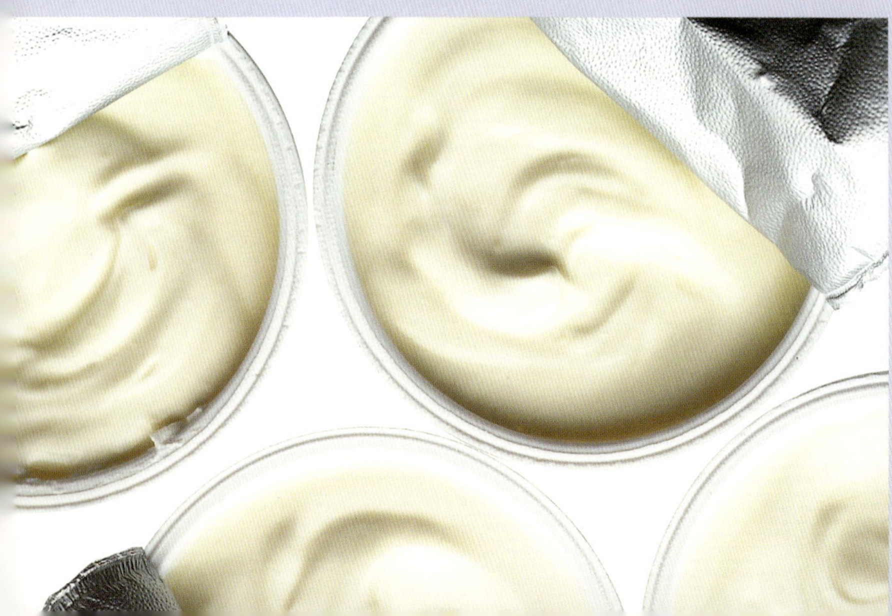

6 Angaben der Weltgesundheitsorganisation zufolge wird die Zahl der Personen, die an Diabetes leiden, bis zum Jahr 2030 auf das Doppelte ansteigen. Eine Umstellung auf GI-bewusste Ernährung könnte die Wahrscheinlichkeit einer späteren Erkrankung drastisch verringern.

7 Wer bereits an Diabetes leidet, kann die Krankheit mit einer GI-bewussten Ernährung besser kontrollieren. Acht der neun Studien, die sich mit den Auswirkungen einer Ernährungsumstellung (niedriger GI) auf Diabetes beschäftigt haben, ergaben, dass diese Diät hilft, den Blutzuckerspiegel konstant zu halten.

8 Eine kontrovers diskutierte Theorie von Wissenschaftlern der Universität Sydney stellt die Vermutung auf, Ernährungsweisen mit hohem GI seien mit Kurzsichtigkeit in Verbindung zu bringen. Gesichert ist, dass Kurzsichtigkeit in Regionen, wie den pazifischen Inseln, wo Lebensmittel mit hohem GI viel weniger verbreitet sind, weitaus seltener vorkommt.

9 Zuckerhaltige Lebensmittel greifen das Immunsystem an. Im Kampf gegen Krankheiten kann ein weißes Blutkörperchen durchschnittlich etwa 14 Keime pro Stunde zerstören. Wird der Körper einer Menge von 100 g Zucker ausgesetzt, sinkt diese Zahl auf 1,4 Keime pro Stunde und bleibt zwei Stun-

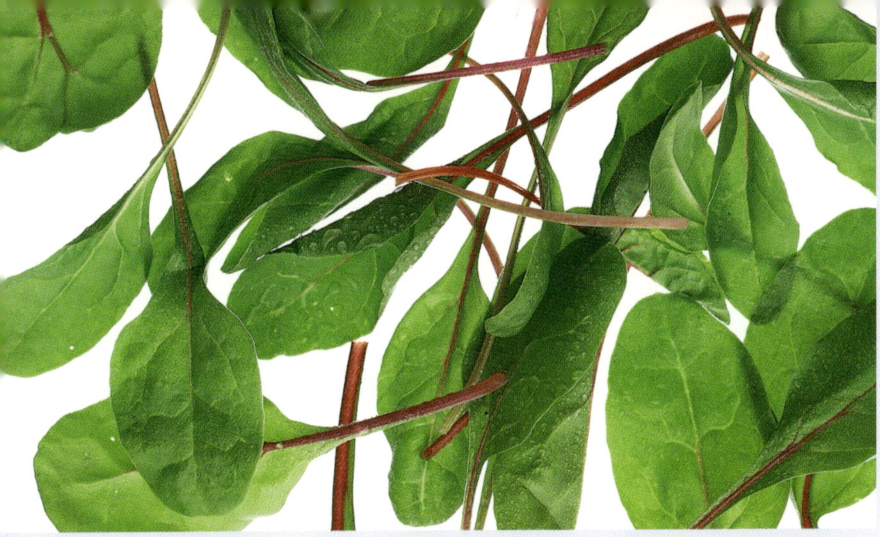

den lang auf diesem Wert. Bei einer GI-bewussten Ernährung kann sich auch die Gefahr verringern, an Erkältungen und Grippe zu erkranken.

10 Es ist möglich, dass bei Ernährungsweisen mit hohem GI das Brustkrebsrisiko steigt. Ein hoher Insulinspiegel fördert nämlich eine Zunahme der insulinähnlichen Wachstumshormone, die wiederum das Wachstum von Brustkrebszellen anregen können.

11 Auch ein erhöhtes Vorkommen von Bauchspeicheldrüsenkrebs wurde mit einer Ernährungsweise mit hohem GI in Verbindung gebracht.

12 Eine GI-bewusste Ernährungsweise kann das Risiko, einen Schlaganfall zu erleiden, verringern. Harvard-Forschungen zufolge reduzieren Frauen, die täglich lediglich eine Portion raffinierter Kohlenhydrate auf Vollkorn umstellen, die Gefahr eines Schlaganfalls um 40 Prozent.

13 Der Energiespiegel steigt bei einer GI-bewussten Ernährung drastisch an. Das liegt daran, dass Lebensmittel mit hohem GI plötzlich Blutzucker-Höchstmengen erzeugen, die genauso plötzlich abfallen. Der Energiehaushalt bricht zusammen. Der leichte Anstieg bei einer Ernährungsweise mit niedrigem GI bewirkt dagegen einen gleichmäßigeren Energiefluss.

14 Der Körper wird ausdauernder. Viele Sportler glauben, sie brauchen eine hohe Zuckerzufuhr für die Energieversorgung, tatsächlich aber waren die Sportler ausdauernder, die sich während der meisten Zeit des Trainings GI-bewusst ernährten.

15 GI-Bewusstsein macht glücklich. Ein bedeutender Vorteil von Kohlenhydraten besteht darin, dass sie den Serotoninspiegel (beruhigend wirkendes Hormon) in die Höhe treiben. Kohlenhydrate mit hohem GI lassen die Stimmung rasch himmelhoch steigen, schon bald aber folgt ein rapides Absinken, was schließlich in einer mürrisch-nervösen Gemütsverfassung endet. Lebensmittel mit niedrigem GI beugen solch einer Berg-und-Tal-Fahrt vor.

16 Konstante Energielevel sind gut für das Gehirn. An einem durchschnittlichen Tag werden 40 Prozent der Glukose für die Gehirntätigkeit verbraucht. Untersuchungen an der University of Wales zufolge helfen langsame, kontinuierliche Glukosedosen aus Lebensmitteln mit niedrigem GI, die Aufmerksamkeitsspanne zu verlängern und das Gedächtnis zu verbessern.

17 Frauen können einen ganz beträchtlichen Nutzen aus einer GI-bewussten Ernährung ziehen, denn das Prämenstruelle Syndrom (PMS) ist mit schwankendem Blutzuckerspiegel in Verbindung gebracht worden. Ferner geht man davon aus, dass eine Verbindung zwischen hohen GI-Werten und dem die Fruchtbarkeit beeinträchtigenden Polyzystischen Ovarialsyndrom (PCOS) besteht. Auch hier geht man davon aus, dass ein hoher Insulinspiegel, der einen Anstieg der Androgene (männliche Hormone) im Körper bewirken kann, eine Rolle spielt.

18 Durch eine GI-bewusste Ernährung kann die Fruchtbarkeit verbessert werden. Blutzuckerschwankungen können die Fähigkeit des Körpers herabsetzen, mit dem für eine erfolgreiche Schwangerschaft wichtigen Hormon Progesteron umzugehen.

19 Auch Kinder profitieren: Untersuchungen am Massachusetts Institute of Technology haben ergeben, dass Kinder, deren Ernährung aus Lebensmitteln mit hohem GI bestand, einen niedrigeren IQ hatten als Kinder, die mit einer auf niedrigem GI basierenden Ernährung groß wurden. Man glaubt, dies sei auf den geringeren Nährstoffgehalt in raffinierten Lebensmitteln zurückzuführen. Personen aller Altersstufen, die sich mit Lebensmitteln mit hohem GI ernährten, wiesen einen Mangel an Zink, Eisen, Folaten und Kalzium auf.

20 Möglicherweise lebt man sogar länger. Studien zeigen, dass Menschen mit hohem Vitamin-C-Spiegel im Blut bis zu sechs Jahre länger leben als Menschen mit niedrigerem Vitamin-C-Spiegel. Eine Ernährung mit hohem GI kann die aus der Nahrung aufgenommene Vitamin-C-Menge um bis zu 25 Prozent reduzieren. Glukose und Vitamin C dringen auf dieselbe Art und Weise in die Zellen ein, und wenn zu viel Glukose im Umlauf ist, wird weniger Vitamin C aufgenommen.

Ihr persönlicher **GI-Faktor**

Möchten Sie erfahren, wie es um Ihr Risiko für gesundheitliche Schwierigkeiten aufgrund einer Ernährungsweise mit hohem GI bestellt ist? Finden Sie es mit folgenden Fragen heraus.

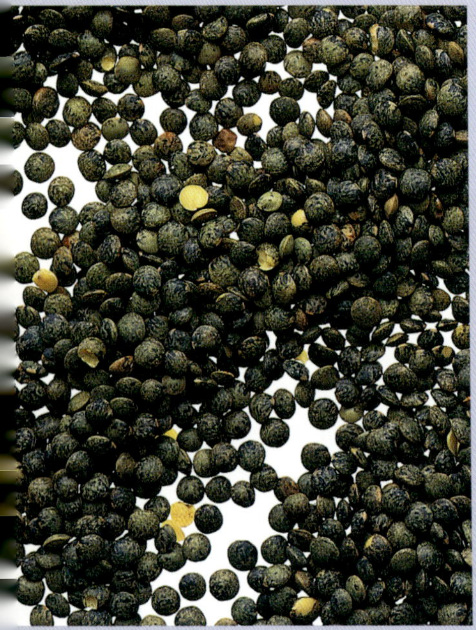

Wie viele Portionen der folgenden Speisen essen Sie täglich?

- Weißmehlbrot, Bagels, Brötchen
- Weißer Reis oder Reiswaffeln
- Folienkartoffeln, Kartoffelbrei, Pommes frites oder Kartoffelchips
- Kuchen
- Gebäck
- Cornflakes, Reisflocken oder Flocken mit Honigüberzug

Vergeben Sie einen Punkt pro Portion.

Wie wahrscheinlich greifen Sie bei Gemüse zu den folgenden Sorten:

- Dicke Bohnen
- Pastinaken
- Kürbis
- Steckrüben

Vergeben Sie zwei Punkte für sehr wahrscheinlich, einen Punkt für gelegentlich, null Punkte, wenn Sie es niemals essen.

Was frühstücken Sie am häufigsten?

a Cornflakes, Reisflocken oder Ähnliches
b Toast und Marmelade
c Schinken und Eier
d Haferbrei (Porridge) und Obst

Vergeben Sie zwei Punkte für a, einen Punkt für b, null Punkte für c und d.

Wie oft bekommen Sie zwischen den Mahlzeiten Hunger?

a Nur nach dem Frühstück
b Nach dem Frühstück und nach dem Mittagessen
c Nach allen Mahlzeiten
d Nie

Vergeben Sie einen Punkt für a, zwei Punkte für b, drei für c, null für d.

Wenn Sie zunehmen, wo schlägt es sich tendenziell nieder?

a Am Bauch
b Auf Hüften und Oberschenkeln
c Überall

Vergeben Sie einen Punkt für a, null Punkte für b oder c.

Wie oft haben Sie Heißhunger auf zuckerhaltige Snacks?

a Täglich. Ich kann die Uhr nach meiner 15-Uhr-Jagd auf Schokolade stellen.
b Nur wenn ich gestresst oder müde bin und (bei Frauen) bei PMS.
c Ich habe nie Heißhunger.

Vergeben Sie zwei Punkte für a, einen Punkt für b und null Punkte für c.

Ergebnisse

Zehn Punkte und mehr

Ihre Ernährungsweise hat definitiv hohe GI-Werte, und es hat den Anschein, als litten Sie bereits an einigen Symptomen. Eine oder zwei Stunden nach einer Mahlzeit erneut hungrig zu sein ist ein klassischer Hinweis auf einen schwankenden Blutzuckerspiegel. Heißhunger auf Zucker – insbesondere um 15 Uhr, wenn der Energiehaushalt einen natürlichen Tiefpunkt hat – ist ein weiteres, häufiges Symptom. Und die Gewichtszunahme um die Körpermitte zählt zu den häufigsten Anzeichen für insulingesteuerte Fettspeicher. Sie werden von einer Umstellung auf eine GI-bewusste Ernährung sehr stark profitieren.

Fünf bis neun Punkte

Bei Ihrer Ernährung sind die GI-Werte niedriger als bei Personen mit höherer Punktzahl, es gibt aber Bereiche, in denen Sie etwas verbessern und sich alle gesundheitlichen Vorteile einer GI-bewussten Ernährung zu Nutze machen könnten. Sie können aus Ihren Bemühungen zur Gewichtskontrolle das Maximum herausholen und Stimmung, Energie und Heißhunger auf Süßes ausgleichen, sei es, indem Sie bei Ihren Lieblingskohlenhydratlieferanten zu Produkten mit niedrigerem GI greifen oder aber, indem Sie die gesunden Lebensmittel, die Sie bereits essen, mit GI-senkenden Zutaten ergänzen.

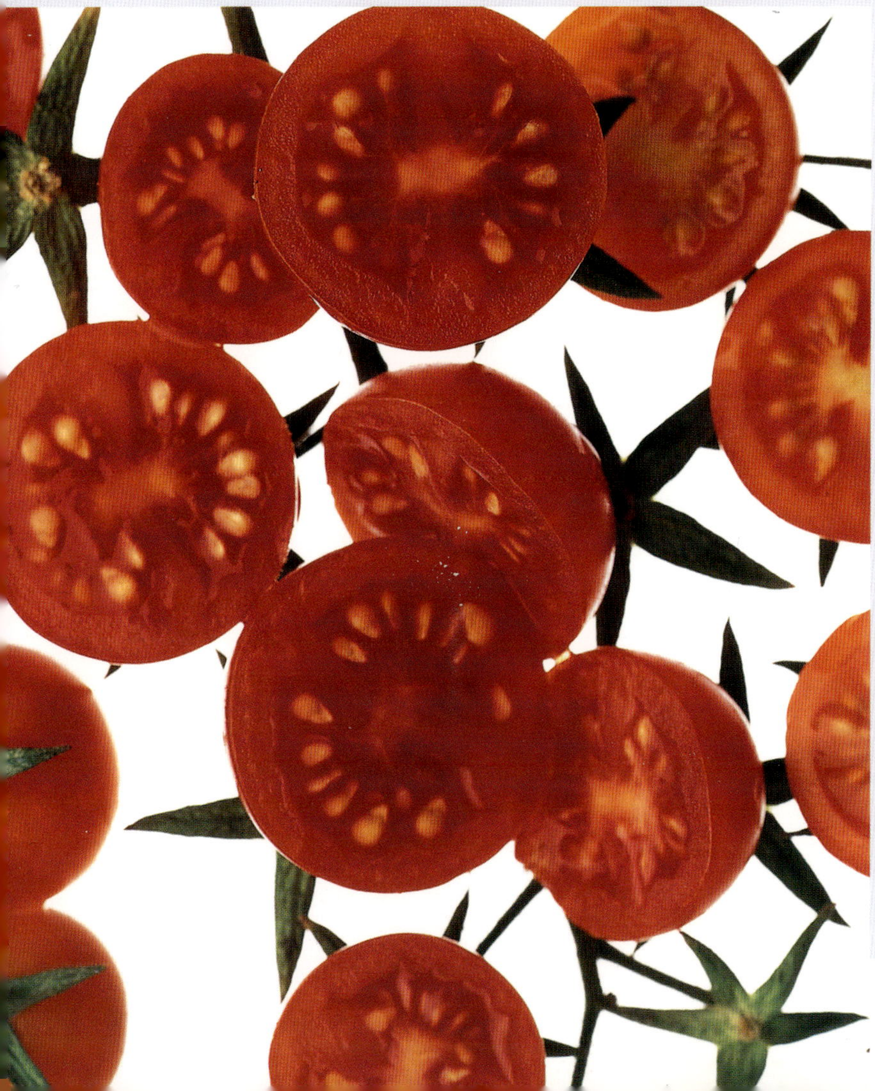

Vier Punkte und weniger

Sehr gut! Sie ernähren sich bereits GI-bewusst. Womöglich sind Sie nicht sicher, ob Sie auch alle Vorteile ausschöpfen, die aus dieser sättigenden und gesunden Ernährungsweise zu ziehen sind. Vielleicht ist das Timing nicht gut und belastet den Energiehaushalt, oder möglicherweise stimmt die Portionsgröße nicht, was die positiven Auswirkungen der an sich gesunden Wahl verringert. Welche Gründe auch vorliegen – mit den nachstehenden Tipps können Sie es ändern.

Nahrung ist **nicht** gleich Nahrung

„Die GI-Diät. Abnehmen mit dem Glykämischen Index" geht von der Prämisse aus, dass manche Lebensmittel die Insulinproduktion schneller steigen lassen als andere. Man kann folglich den Insulinspiegel im Gleichgewicht halten und einer Gewichtszunahme vorbeugen, indem man Nahrung mit niedrigem GI bevorzugt.

Dafür muss man natürlich wissen, welche Lebensmittel idealerweise auszuwählen sind. Vor einigen Jahren schien dies einfach. Man ging davon aus, dass die so genannten komplexen Kohlenhydrate (wie Brot, Nudeln und Reis) langsamer in Glukosebausteine zerlegt werden als einfache Kohlenhydrate (gemeinhin verstand man darunter die süß schmeckenden Zucker in Obst, Kuchen und Gebäck). Je mehr wir aber über den Glykämischen Index herausfinden, desto deutlicher wird, dass dies nicht ganz stimmt. In der Tat bestimmen sechs Hauptelemente den GI eines Lebensmittels:

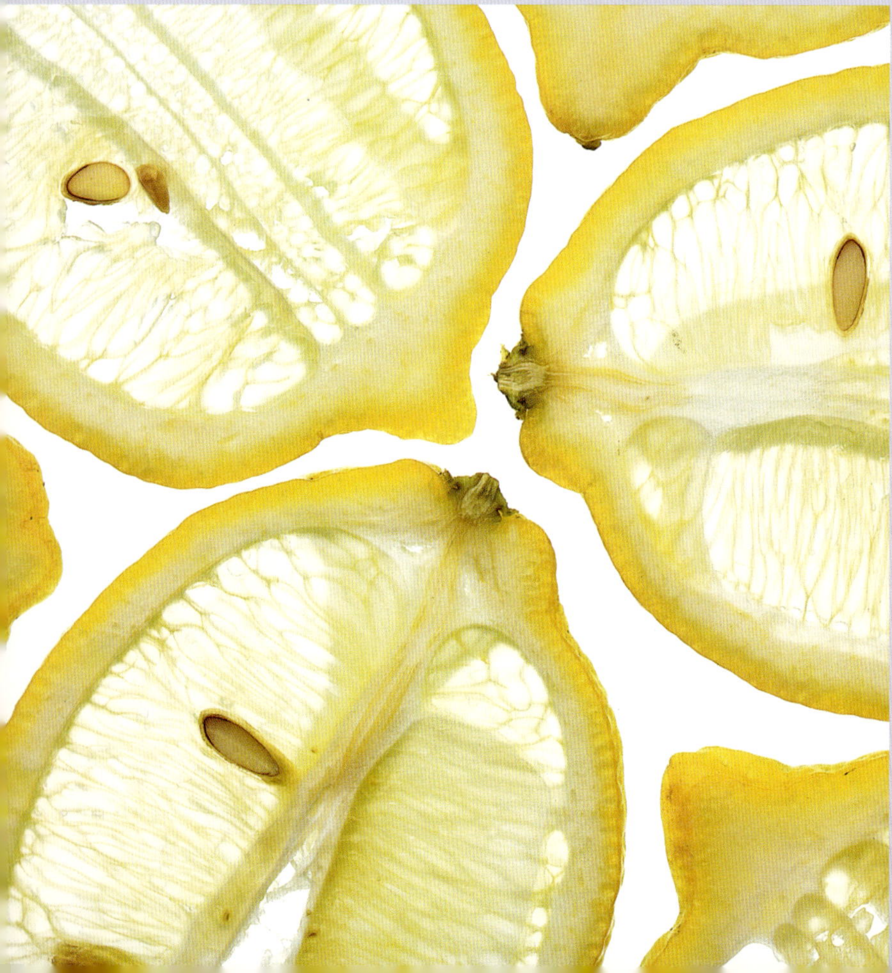

1 Sind Kohlenhydrate enthalten?
Reine Proteinlieferanten, wie Fleisch, Fisch, Geflügel und Eier, sowie reine Fette, wie Öle, Butter und Margarine, enthalten keine Kohlenhydrate. Ihr Effekt auf die Glukosegewinnung ist also verschwindend klein. Daher haben sie einen niedrigen GI.

2 Wie viel Stärke ist enthalten und in welcher Form?
Stärke ist der für den Körper am einfachsten in Glukose umzuwandelnde Inhaltsstoff. In rohen Lebensmitteln liegt Stärke im Allgemeinen in harten, kompakten Teilchen vor, die der Körper nur schwer zerlegen kann. Werden die Teilchen aufgebrochen (zum Beispiel durch Zermahlen zu Mehl), kann der Körper sie viel leichter verdauen und schneller in Glukose umwandeln.

3 Wie viele Ballaststoffe sind enthalten?
Ballaststoffe verlangsamen den Abbau der Nahrung im Körper. Dies ist einer der Gründe, warum Bohnen und Hülsenfrüchte (die von einer Schale aus Ballaststoffen umgeben sind) einen so niedrigen GI-Wert haben.

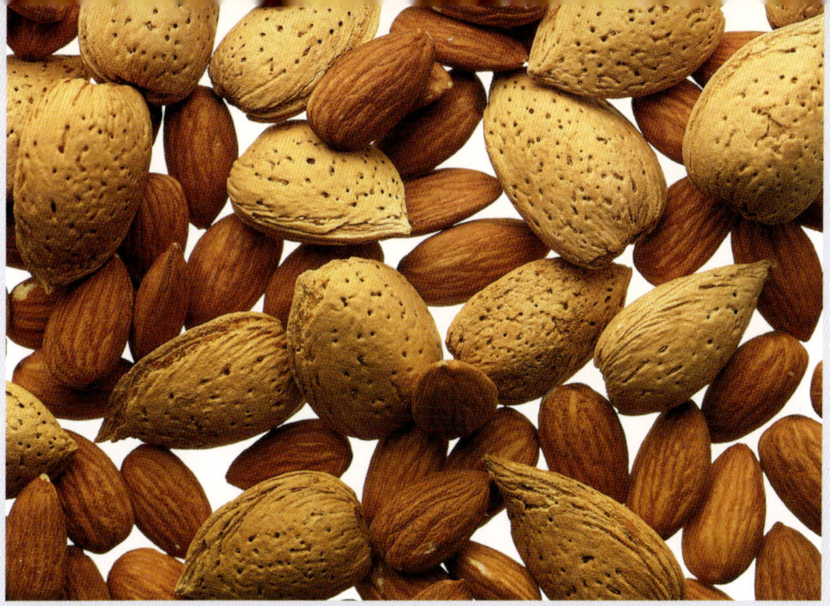

4 Welche Zuckerart ist enthalten?
Es gibt vier große Zuckerarten, die den Blutzuckerspiegel unterschiedlich stark erhöhen. Nahrung mit einer hohen Glukosekonzentration (wie Sportdrinks) müssen nicht umgewandelt werden und lassen den Blutzuckerspiegel schnell steigen. Fruktose (in Obst enthaltener Zucker) jedoch wird langsam umgewandelt, der wichtigste Zucker in Milchprodukten, Laktose, ebenfalls. Daher haben die meisten Lebensmittel mit Fruktose oder Laktose einen niedrigen GI-Wert. Die vierte Zuckerart, Saccharose, hat einen mittleren GI-Wert.

5 Ist Fett enthalten?
Fett wirkt nicht auf die Glukose selbst ein und reduziert die Geschwindigkeit, mit der die Nahrung den Magen verlässt und zur Leber gelangt, was die Glukoseproduktion verlangsamt. Aus diesem Grund haben Kartoffelchips einen niedrigeren GI als die meisten anderen Kartoffelvariationen.

6 Wie viel Säure ist enthalten?
Die Nahrung kann saure Inhaltsstoffe enthalten. Zitrusfrüchte, wie Orangen oder Zitronen, sind ein gutes Beispiel. Deren Geschmack auf der Zunge kommt von der enthaltenen Zitronensäure. Andere säurehaltige Inhaltsstoffe enthalten zum Beispiel Milchsäure (Milchprodukte) sowie beigefügte Inhaltsstoffe, wie Essig (eingelegte Produkte). Ebenso wie Fett verlangsamt Säure den Gang der Nahrungsmittel durch den Organismus und daher die Geschwindigkeit, mit der die Nahrung in Glukose umgewandelt wird.

Überraschende **Fakten**

Die Kombination aller Faktoren, die den Glykämischen Index der Nahrung beeinflussen, kann zu verblüffenden Ergebnissen führen. In der GI-Welt . . .

- **können Pastinaken und Ananas Dickmacher sein,**
- **sind Erdnüsse besser als Kartoffeln,**
- **ist Schinkenspeck ein Diätnahrungsmittel – Bagels dagegen weniger,**
- **sind Schokolade und Kirschen gleichwertig,**
- **sind Wassermelonen genauso schlimm wie Waffeln,**
- **sollten Baguettes mit ebenso viel Vorsicht genossen werden wie Pommes frites.**

Das bedeutet aber nicht, dass man sich einer strengen Diät aus Nüssen, Schinkenspeck und Schokolade unterziehen sollte – auch wenn es noch so verführerisch ist. Eine große Menge Lebensmittel mit guten GI-Werten steht zur Verfügung.

„Die gute Wahl ist entscheidend."

Über Lebensmittel mit niedrigem GI kann man den Insulinspiegel im Gleichgewicht halten und einer Gewichtszunahme vorbeugen.

Kohlenhydrate und der GI

Bei einer GI-Diät spielen sich die einschneidendsten Veränderungen vermutlich in den folgenden sechs Bereichen ab: Brot, Frühstücksflocken, Körner, Nudeln, Kartoffeln und Reis. Nicht nur, weil sie den größten Teil der Ernährung ausmachen, sondern weil der Körper diese Nahrungsmittel am einfachsten in Glukose umwandeln kann. Brotfans sollten nicht erschrecken – im Gegensatz zu Protein-Diäten werden bei der hier dargestellten Ernährungsweise die stärkehaltigen Kohlenhydrate nicht gestrichen. Der Grundgedanke ist vielmehr, sich auf solche umzustellen, die die geringste Auswirkung auf den Blutzuckerspiegel haben.

Brot

Ein durchschnittlicher Mensch verspeist im Laufe seines Lebens etwa 2650 Laibe Brot. An manchen Tagen scheinen sämtliche Mahlzeiten in irgendeiner Form Brot zu enthalten. Das wäre nicht schlimm, wenn es sich um Brot mit niedrigem GI handelte, aber meistens ist das nicht so. Oft ist es Weißmehlbrot – dazu zählen Baguettes, Ciabatta, italienische Panini – aus sehr fein gemahlenem Mehl, das in null Komma nichts in Glukose umgewandelt wird. Die Umstellung von Weißbrot auf anderes Brot ist daher ein Schlüsselelement beim Verringern des GI-Wertes. Am besten wählen Sie Ihr neues Brot anhand der folgenden drei Kriterien aus:

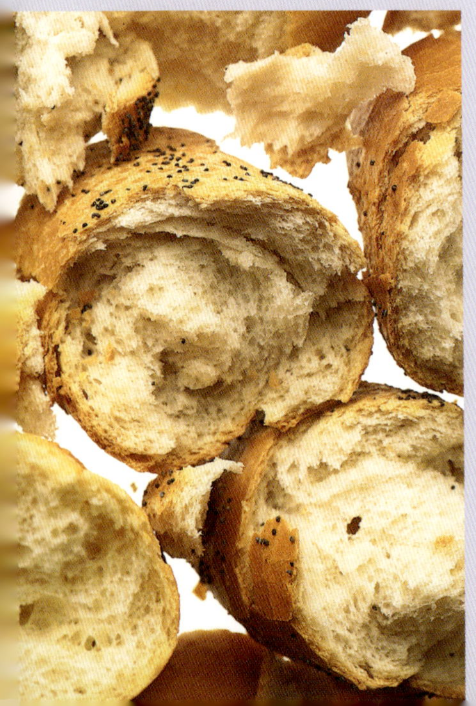

Ballaststoffe

Je mehr Ballaststoffe ein Brot enthält, umso niedriger ist der GI-Wert. Wer unbedingt Weiß- oder Graubrot essen will, sollte eines mit zugesetzten Ballaststoffen nehmen. Viel besser jedoch ist Körnerbrot oder Vollkornbrot, worin das Korn vollständig enthalten ist. Das erhöht den Ballaststoffgehalt des Brotes enorm, und die harte Schale der Körner verlangsamt die Umwandlung der Glukose ganz gewaltig – dieses Brot hat einen niedrigen GI.

Fein gemahlen oder nicht?

Für die meisten Brotsorten wird das Mehl in Stahlmahlwerken sehr fein gemahlen. Für Brot aus in der Steinmühle gemahlenem Mehl werden die Körner zwischen zwei mächtigen Steinen gequetscht. Diese Teilchen sind größer als bei Mehl aus Stahlmahlwerken und nicht so leicht umzuwandeln, daher ist ihr GI-Wert niedriger.

Mehltyp

Brot aus einem Mehl, das einen niedrigeren GI hat als Weizen, passt besser zu einer GI-bewussten Ernährung (siehe Seite 19).

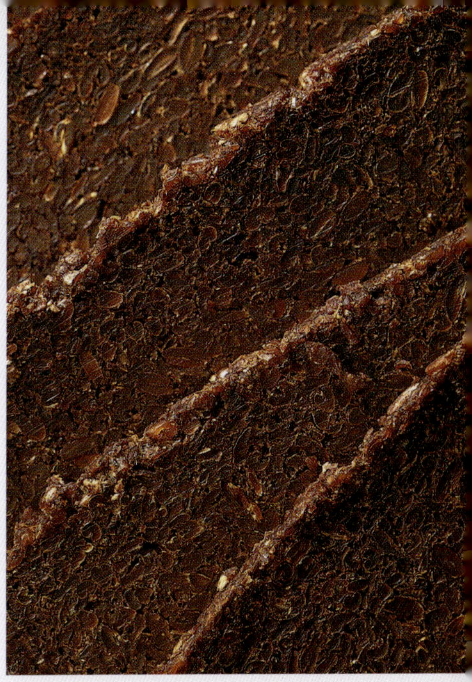

Leitfaden **gutes Brot**

Nachstehend ein Leitfaden darüber, wie schnell verschiedene Brotsorten den Glukosespiegel erhöhen können. Oben auf der Liste stehen die Sorten, die am langsamsten umzuwandeln sind und folglich eine gute Wahl darstellen. Absteigend folgen die Sorten, auf die man verzichten sollte.

niedriger GI

Gerstenbrot (Vollkorn)
Sojabrot
Körnerbrot
Roggenbrot und Pumpernickel (Vollkorn)
Früchtebrot
Weizentortillas
Weißmehltortillas
Sauerteigbrot
Pitabrot (hell und dunkel)
Gersten- oder Roggenbrot oder Pumpernickel (kein Vollkorn)
Weiß- oder Graubrot aus in der Steinmühle gemahlenem Mehl
Weiß- oder Graubrot mit Ballaststoffen angereichert
Grau- oder Vollkornbrot bzw. -brötchen
Weißmehlbrot oder -brötchen
Bagels
Glutenfreies Brot
Baguette

hoher GI

Frühstücksflocken

Das Frühstück ist mit die wichtigste Mahlzeit des Tages. Untersuchungen belegen, dass Menschen, die regelmäßig frühstücken, mehr Nährstoffe zu sich nehmen und weniger wiegen als Menschen, die das Frühstück auslassen. Zum Teil hängt es damit zusammen, dass ein Frühstück der Hungerattacke vorbeugt, die am Vormittag eventuell zu nährstoffärmerem Essen greifen ließe. Es kommt aber darauf an, das Richtige zu frühstücken.

Nach Frühstücksflocken mit hohem GI ist man vermutlich genauso hungrig wie ganz ohne Frühstück. Bei einer Studie gaben Wissenschaftler der Tufts University in den Vereinigten Staaten den Probanden ein Frühstück mit hohem GI, und sie nahmen später am Tag fast doppelt so viele Kalorien aus Snacks zu sich wie die Probanden, deren Frühstück einen niedrigen GI hatte. Frühstücksflocken haben oft hohe GI-Werte, da eine umfassende Verarbeitung die Stärkeverbindungen modifiziert, so dass sie leicht abgebaut werden können. Des Weiteren wird vielen Frühstücksflocken Zucker oder Honig in beträchtlichen Mengen hinzugefügt, und auch dadurch steigt der GI-Wert. Am besten sind ballaststoffreiche Flocken, denn sie haben normalerweise einen niedrigen GI und sind außerdem gesund.

Leitfaden für ein **gutes Frühstück**

Ideal
Nudelförmige Kleieflocken (wird Kleie zu Flocken gequetscht, steigt der GI-Wert), traditionelle Haferflocken (keine Instantflocken)

Mäßig gut
Müsli

Schlecht
Honigflocken, gezuckerte Flocken, Kleie-, Korn- oder Weizenflocken, gepuffte Körner (Weizen, Mais, Reis) Weizengebäck, Instanthaferbrei (Instantporridge)

Körner

Es hat sich gezeigt, dass die Bandbreite der Produkte um neun neue Lebensmittel steigt, wenn Menschen mit einer GI-bewussten Ernährung beginnen. Ein Element sind die häufig verwendeten Körner. Immer mehr Menschen experimentieren lieber mit Körnern als mit Grundnahrungsmitteln mit hohem GI wie Reis und Kartoffeln. Aus gesundheitstechnischer Sicht ist das sinnvoll, denn die meisten Körner sind reich an essenziellen B-Vitaminen und wichtigen Mineralstoffen, wie Magnesium oder Phosphor. Da sie ferner nicht stark verarbeitet werden, haben die meisten Körner einen niedrigen GI. Viele Menschen kennen sich nicht gut in der Welt der Körner aus, daher im Folgenden ein kleiner Überblick:

Gerste (niedriger GI)

Gerste kann als Mehl zu Brot mit sehr niedrigem GI und in Porridgeflocken verarbeitet werden. Für die GI-Diät eignen sich die glatten elfenbeinfarbenen Perlgraupen am besten. Perlgraupen ähneln in Geschmack und Textur einer Kreuzung zwischen weißem und dunklem Reis.

Buchweizen (niedriger GI)

Buchweizen schmeckt nussig und sehr intensiv. Daher passt er gut zu Fleisch oder würzigen Gemüsegerichten. Man findet auch den Namen Kasha – er bezeichnet die ganzen gerösteten Körner.

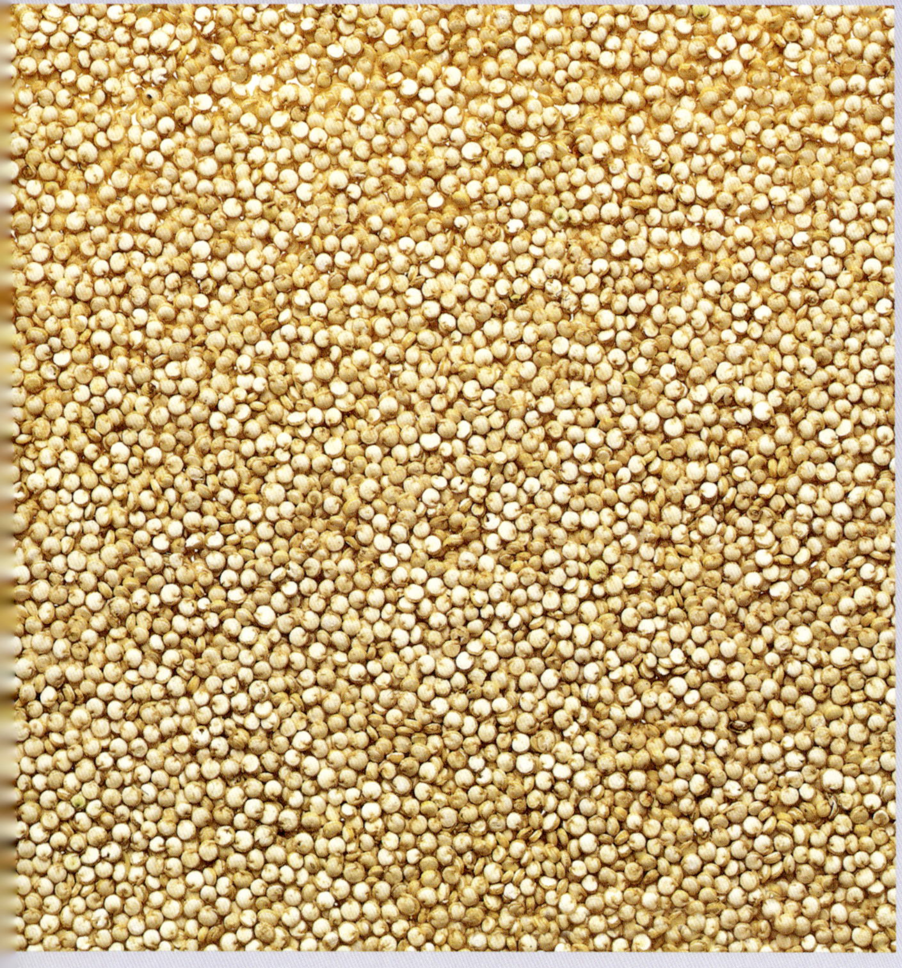

Bulgur (niedriger GI)

Wer jemals den Salat Tabbouleh aus dem Nahen Osten gegessen hat, kennt Bulgur, der häufig die Grundlage dieses Gerichts ist, das aber auch mit Couscous zubereitet werden kann. Im Gegensatz zu anderen Körnern muss Bulgur nicht lange gekocht werden. Bereiten Sie ihn nach der Packungsangabe zu oder kochen Sie ihn kurz auf, und lassen Sie ihn dann 30 Minuten ausquellen.

Couscous (mittlerer GI)

Couscous wird aus Grießmehl hergestellt: Man gibt Wasser hinzu und rollt winzige Kügelchen. Normalerweise wird er bei schnell zubereiteten Rezepten verwendet, die nicht lange kochen sollen oder nur ziehen müssen. Dieser weitere Verarbeitungsschritt erhöht den GI-Wert, in kleinen Mengen ist Couscous jedoch dennoch wertvoll und gesund. Er schmeckt mild und passt gut zu stark gewürzten oder intensiv schmeckenden Speisen.

Hirse (hoher GI)

Durch die sehr kleinen Körner mit relativ niedrigem Proteingehalt bekommt die Hirse einen hohen GI. Nehmen Sie stattdessen lieber Gerste oder Bulgur.

Quinoa (niedriger GI)

Diese nussig schmeckenden peruanischen Körner sind im Grunde eine Frucht. Die Kochzeit beträgt 15 Minuten, und die weißen Körner werden transparent, wenn sie gar sind.

Verwendung von **Körnern**

Die meisten Körner sind einfach in der Zubereitung – man gibt sie lediglich ins kochende Wasser. Die Kochzeiten variieren: Gerste benötigt bis zu 45 Minuten, Buchweizen zehn bis 15 Minuten, Couscous hingegen kann in nur drei bis vier Minuten fertig sein. Gekochte Körner können wie folgt verwendet werden:

- **anstelle von Kartoffeln oder Reis als Beilage zu Fleisch oder Gemüse.**
- **in Eintopfgerichten, Suppen und Aufläufen anstelle von Kartoffeln oder Pasta – so werden sie zum Hauptgericht.**
- **als hervorragende Grundlage für Salate. Der Anteil an Ballaststoffen steigt, und man bleibt länger satt.**
- **als Mehl zum Brotbacken (nehmen Sie Gerste, Buchweizen und Bulgur).**
- **zu Flocken gequetscht zum Frühstück.**

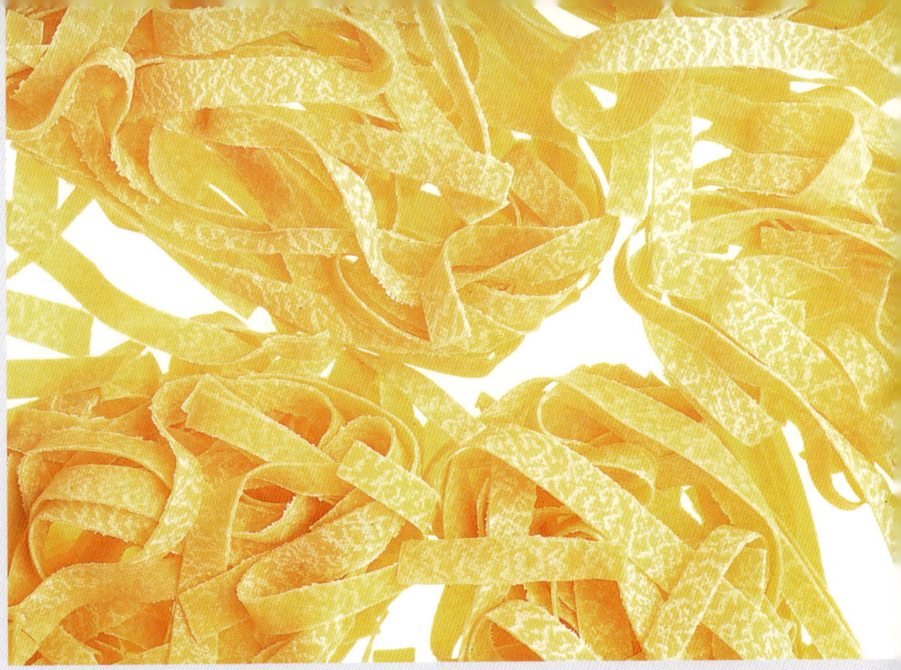

Nudeln aus Hartweizen

In der GI-basierten Ernährung sorgen Hartweizen-Nudeln für die meiste Verwirrung. Auf den ersten Blick müssten sie einen hohen GI haben: Sie stecken voller Energie spendender Kohlenhydrate, und in den meisten Fällen sind sie aus raffiniertem weißem Getreide hergestellt. Tatsächlich aber haben alle Hartweizen-Nudelarten einen niedrigen GI, denn das Mehl (Hartweizen) enthält Proteine, die den Verdauungsprozess der Nudeln verlangsamen. Die Stärkepartikel in den Nudeln bleiben weitgehend unzerstört, und auch dies verlangsamt den Abbau.

Eines ist bei Hartweizen-Nudeln jedoch zu bedenken: Die meisten Menschen essen Portionen, die viel größer sind als empfohlen, und je größer die eingenommene Menge ist, desto mehr Glukose wird produziert. Zur besseren Einschätzung der Portionsgröße: Ein Bündel Spaghetti mit einem Durchmesser von 2,5 cm entspricht in der Menge einer Tasse voll kleinerer, anders geformter Hartweizen-Nudeln.

Je weicher die Hartweizen-Nudeln gekocht werden, desto höher ist der GI-Wert. Essen Sie Nudelgerichte immer al dente, also bissfest. In der Regel gelingt das, wenn Sie sich an die eher knapp bemessene Kochzeit halten, die auf der Packung angegeben ist.

Glutenfreie Nudeln

Glutenfreie Nudeln werden aus weizenfreiem Mehl hergestellt und sind die Ausnahme von der GI-Regel. Sie verfügen nicht über den Proteinschutz des Hartweizens.

Sonstige Teigwaren

Manche asiatischen Nudeln (zum Beispiel Udon) werden aus einer klebrigeren Form von Weizenmehl hergestellt als andere Nudelarten und haben daher einen höheren GI. Reisnudeln haben wie Reis einen hohen GI. Soba-Nudeln aus Buchweizen und Weizen haben einen niedrigeren GI. Zu empfehlen sind Glasnudeln, die man auch unter der Bezeichnung Zellophan-Nudeln oder auch Harusame-Nudeln bekommt. Sie werden aus Mungobohnen hergestellt und ihr GI ist im vergleich zu anderen Nudeln sehr niedrig.

Yamswurzeln oder Süßkartoffeln?

Diese Wurzelgemüse kennt man in verschiedenen Ländern unter unterschiedlichen Namen. Yamswurzeln und Süßkartoffeln haben beide einen niedrigen GI, daher lohnt es sich, danach zu suchen und sie auf den Speisezettel zu setzen. Hier eine kurze Unterscheidung der beiden:

- **Die Yamswurzel** ist ein großes Gemüse mit einer dicken, braunen, knubbeligen Schale und trockenem, weißem oder rosafarbenem Fleisch. Man findet sie normalerweise in speziellen Lebensmittelläden.
- **Die Süßkartoffel** ist kleiner, hat orangefarbenes oder gelbes Fleisch und eine dünne orangefarbene oder braune Schale. Bisweilen nennt man sie auch Knollenwinde.

Kartoffeln

Obwohl Kartoffeln ein hervorragender Lieferant von Vitamin C, Kalium und dem Anti-Aging-Nährstoff Glutathion sind, schneiden sie in der GI-Tabelle schlecht ab, denn durch die meisten Zubereitungsarten bekommen sie einen hohen GI-Wert. Man schreibt dies dem hohen Stärkegehalt zu. Dieser wiederum ist bei neuen Kartoffeln (die einzigen mit niedrigem GI) zum Zeitpunkt der Ernte niedriger als bei Kartoffeln derselben Sorte, die länger zum Wachsen an der Pflanze bleiben. Daher sind für die meisten Gerichte der GI-Diät junge Kartoffeln zu verwenden oder aber die Kartoffeln durch andere Kohlenhydrate mit niedrigem GI zu ersetzen.

Süßkartoffeln sind auch eine Lösung. Sie haben einen mittleren GI und können wie normale Kartoffeln geröstet, frittiert oder als Kartoffelbrei zubereitet werden, haben aber mehr Nährstoffe als diese. Die US-amerikanische Verbraucherorganisation *Center for Science in the Public Interest* hat eine Rangliste für Gemüse erstellt, auf der Süßkartoffeln ganz oben stehen. Beurteilt wurden der Gehalt an Ballaststoffen und sechs wichtige Nährstoffe (die Vitamine A und C, Folate, Eisen, Kupfer und Kalzium). Auch Yamswurzeln sind ein guter Kartoffelersatz. Ihr GI ist etwas niedriger, allerdings enthalten sie nicht so viele Vitamine wie Süßkartoffeln.

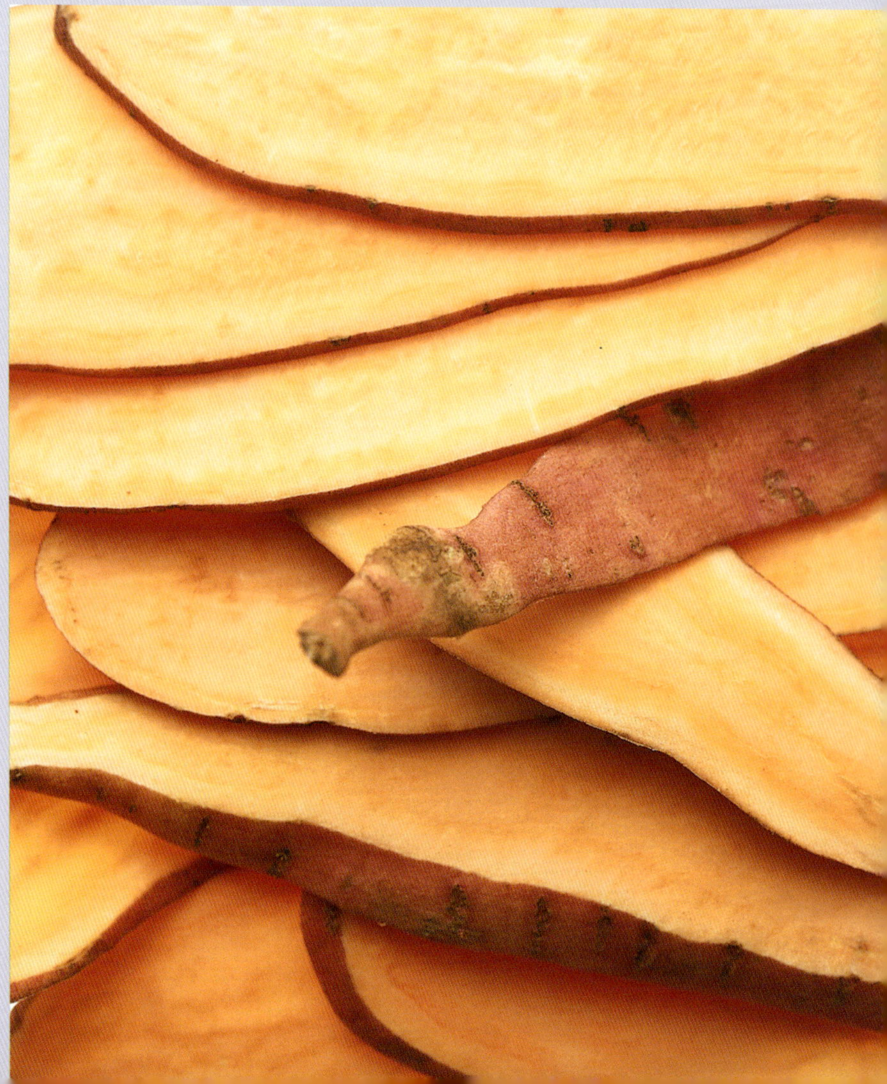

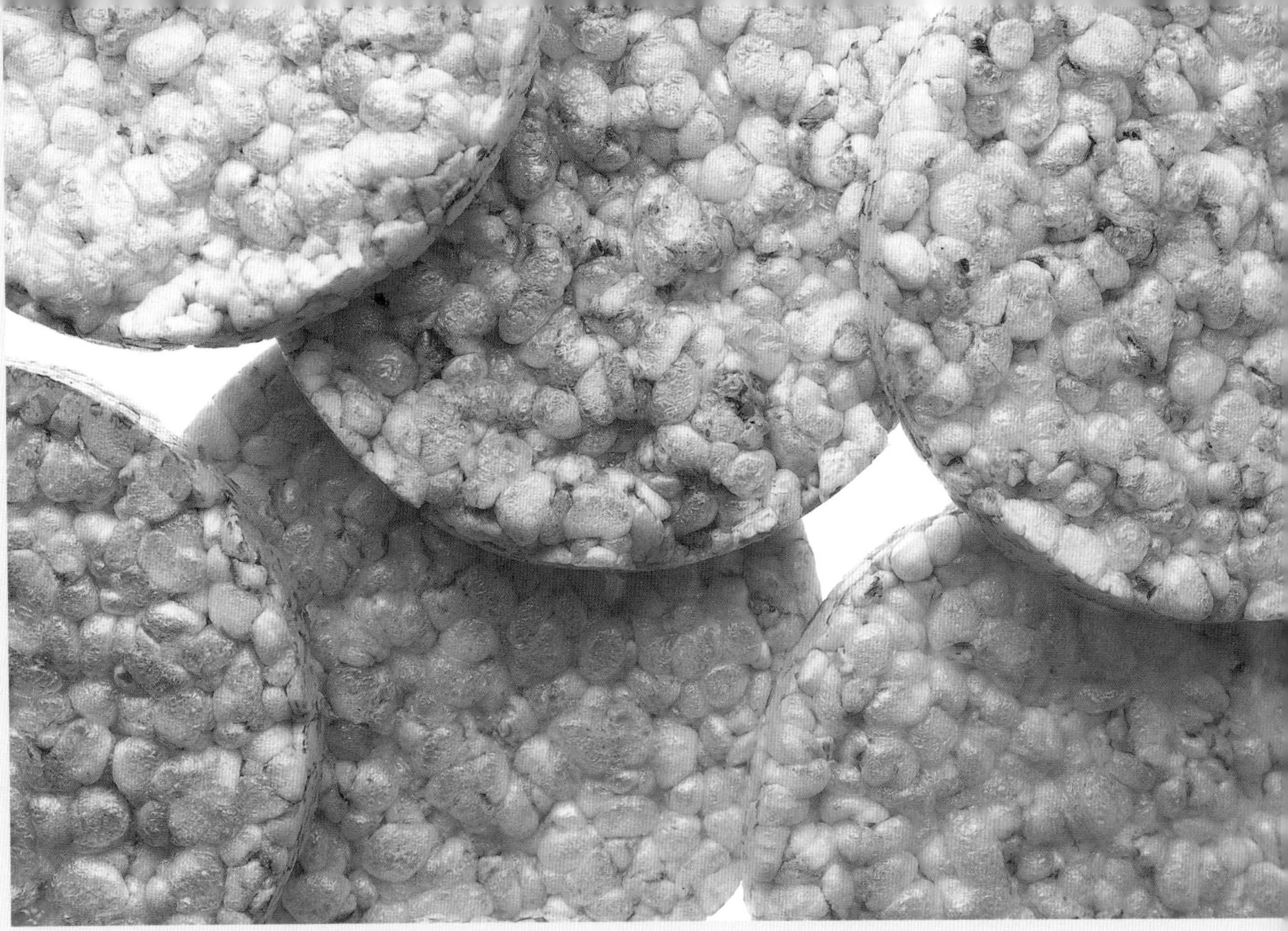

Reis

Der GI von Reis hängt vor allem davon ab, welche der beiden Stärkearten er enthält: Amylose mit den festen Verbindungen oder das weiter verzweigte Amylopektin. Aufgrund der festen Verbindungen ist Amylose in der Regel nicht so leicht aufzuspalten wie Amylopektin, daher haben Reissorten mit hohem Amyloseanteil einen niedrigeren GI als Reissorten mit viel Amylopektin.

Woran erkennt man nun seinen „richtigen" Reis? Theoretisch gilt: Wenn die Körner miteinander verkleben, hat der Reis einen hohen GI, andernfalls einen niedrigen GI. Bei den modernen, einfach zu kochenden Reissorten ist dieser Test so gut wie nicht durchführbar (außer für Reisexperten). Einfacher ist es, daran zu denken, Reissorten mit einem mittleren GI zu verwenden (siehe Kasten).

„Klebrig oder nicht?"

Theoretisch gilt: Wenn die Reiskörner zusammenkleben, hat der Reis einen hohen GI, wenn nicht, einen niedrigeren.

Leitfaden **Reis**

Hoher GI
Alle Reissorten, die in weniger als 10 Minuten zubereitet sind, Jasminreis, klebriger Reis

Mittlerer GI
Weißer Reis, dunkler Reis, Wildreis, Basmatireis

Niedriger GI
Reis mit niedrigem GI existiert nicht.

Zwischenmahlzeiten mit Kohlenhydraten

Aus uns ist die „Generation Snack" geworden. Allein in Europa werden jährlich 1,4 Millionen Tonnen Snacks verzehrt, und in den Vereinigten Staaten liefern Gebäck, Kuchen, Schokolade und Kartoffelchips fast ein Fünftel der täglichen Kalorien. Da die meisten Snacks hohe GI-Werte haben, sind das keine guten Nachrichten! Das kontinuierliche Zuckertröpfeln in den Organismus ist der Hauptgrund für erhöhte Insulinwerte.Im Grunde genommen haben die meisten zuckerhaltigen Zwischenmahlzeiten (Kuchen, Waffeln, Donuts, Teegebäck) einen hohen GI. Gebäck oder Muffins haben einen mittleren GI, alle aber enthalten große Mengen von schädlichen Fetten, so genannte Transfette (siehe Seite 31). Es wäre schade, solche Lebensmittel in eine Ernährung aufzunehmen, die so viele „herzfreundliche" gesundheitliche Pluspunkte besitzt wie die GI-Diät.

Pikante Snacks

Ein Snack muss nicht süß sein, um den Glukosespiegel zu schnell steigen zu lassen. Reiswaffeln haben beispielsweise einen sehr hohen GI, weil der Reis verarbeitet wird, um ihn in die Keksform zu bringen, und die Stärketeilchen sind so äußerst leicht aufzuspalten.

Für Brezeln und Popcorn gilt dasselbe. Der GI von Kartoffelchips ist nur mittelhoch, da der hohe Fettgehalt dafür sorgt, dass der Abbau verlangsamt wird. Aber auch sie enthalten schädliches Fett (siehe Seite 31).

Zwischenmahlzeiten für GI-bewusste

Bei einer Ernährungsweise mit niedrigem GI sind nicht alle Snacks tabu. Eine kleine Mahlzeit alle zwei Stunden ist sogar empfehlenswert. Sie halten den Blutzuckerspiegel stabiler als drei große Mahlzeiten am Tag. Man muss lediglich die richtigen Nahrungsmittel auswählen. Nüsse, Samenkörner, Obst, Joghurt und Schokolade passen in das Ernährungskonzept nach dem Glykämischen Index und enthalten darüber hinaus gesunde Fette.

Paradoxon **Schokolade**

Schokolade hat wegen der hohen Konzentration an Milchprodukten, dem hohen Fettgehalt und der Tatsache, dass sie die nur langsam in Glukose umwandelbare Saccharose enthält, einen niedrigen GI. Darüber hinaus ist Schokolade recht gesund, denn wie auch der herzschonende Rotwein enthält sie viele Antioxidantien. Folglich ist Schokolade bei der GI-Diät in kleinen Mengen gestattet.

Bedenken Sie aber, dass der Zusatz von Zutaten, die auf Zucker basieren, wie Karamel oder Nougat den GI auf mittelhohe Werte ansteigen lässt. Halten Sie sich an schlichte Schokolade, insbesondere Zartbitter.

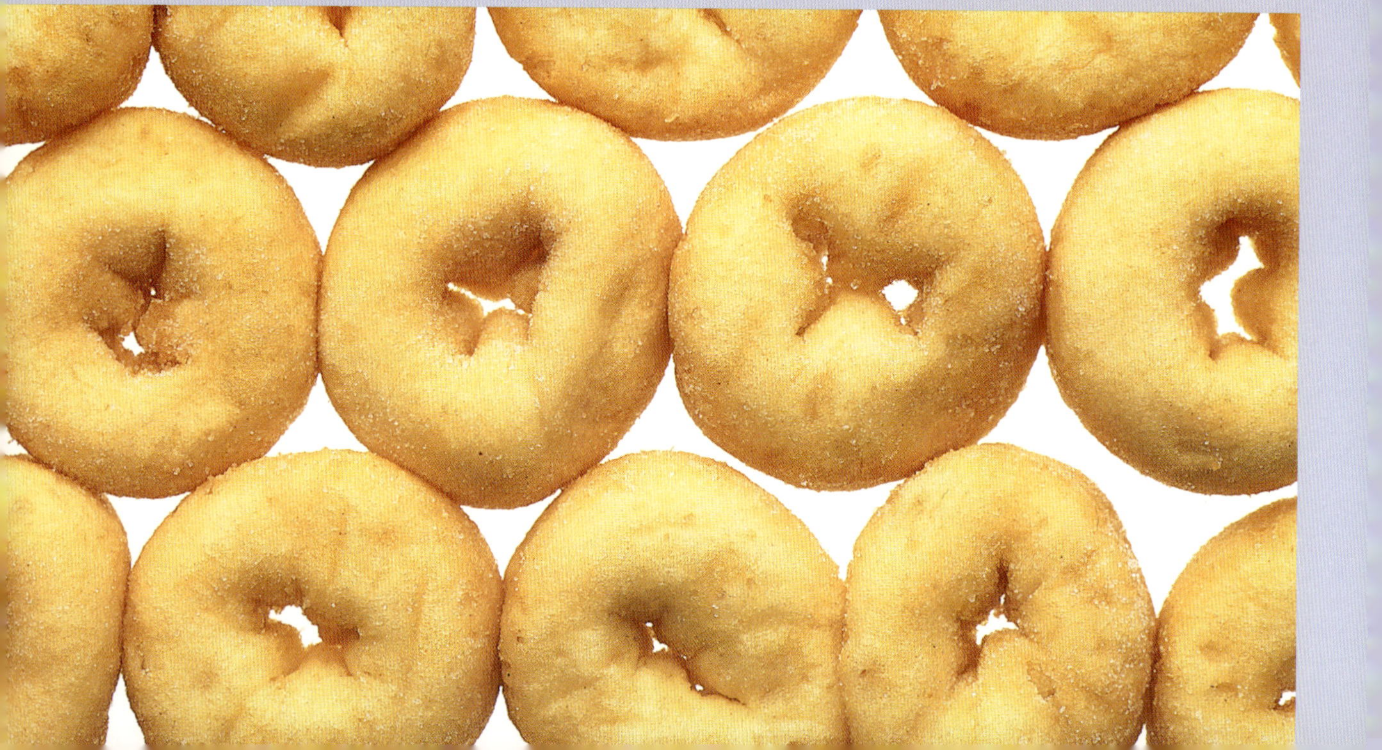

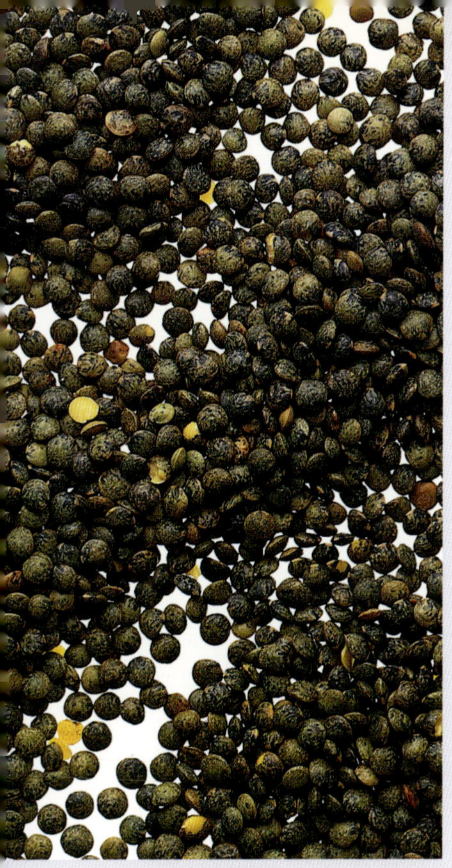

Kohlenhydrate im Überblick

Hoher GI

Brot: Bagels, Baguettes, glutenfreies Brot, Weißmehlbrot und -brötchen

Flocken: Mais-, Weizen- oder Kleieflocken, Flocken mit Honigüberzug, gepuffte Flocken, Instant-Haferbrei (Porridge)

Körner: Hirse

Nudeln: Glutenfreie Pasta, Reisnudeln

Kartoffeln: Ofenkartoffeln, Pommes frites, Kartoffelbrei (Instantpulver oder aus frischen Kartoffeln)

Reis: Schnell kochende Sorten, Jasminreis, klebriger Reis

Süße Snacks: Gekochte Süßspeisen, Donuts, Fruchtgummi, Waffeln

Pikante Snacks: Popcorn, Brezeln, Reiswaffeln

Mittlerer GI

Brot: Gersten- oder Roggenbrot und Pumpernickel ohne Körner, Graubrot, Pitabrot, Sauerteigbrot, weiße Tortilla-Wraps, Weiß- oder Graubrot mit Ballaststoffen angereichert, Brot aus in der Steinmühle gemahlenem Mehl

Flocken: Kleieflocken mit Obst, Müsli (zuckerarme und normale Varianten), Weizenflocken

Körner: Couscous

Nudeln: Alle Pasta-Sorten, Soba-Nudeln, Udon-Nudeln

Kartoffeln: Chips, Süßkartoffeln

Reis: Basmatireis, brauner Reis, Risottoreis, weißer Reis, Wildreis

Süße Snacks: Gebäck, Schokoladenriegel mit Karamel- oder Nougatfüllungen, Speiseeis

Pikante Snacks: Kartoffelchips, Mais-Chips

Niedriger GI

Brot: Körnerbrot und -brötchen, Gersten- oder Roggenbrot und Pumpernickel mit Körnern, Sojabrot, Weizentortilla-Wraps, Früchtebrot

Flocken: Kleie mit Schalen, Porridge

Körner: Gerste, Bulgur, Buchweizen, Quinoa

Nudeln: Eiernudeln oder Glasnudeln (Zellophan- oder Harusame-Nudeln)

Kartoffeln: Neue Kartoffeln, Yamswurzeln

Reis: Reis mit niedrigem GI existiert nicht

Süße Snacks: Milch, Vollmilch- oder weiße Schokolade, Joghurt, fettreduziertes Speiseeis

Pikante Snacks: Nüsse und Samen

Leitfaden **Snacks**

Hoher GI

Gekochte Süßspeisen, Donuts, Fruchtgummis, Popcorn, Brezeln, Reiswaffeln

Mittlerer GI

Gebäck, Mais-Chips, Kartoffelchips, Speiseeis, Schokoladenriegel mit Karamel- oder Nougatfüllung, Müsliriegel, Muffins (mit oder ohne Obst)

Niedriger GI

Nüsse, Samenkörner, Schokolade (Milchschokolade, weiße Schokolade, ohne Füllung), trockene Kuchen, Joghurt

Obst, Gemüse und der GI

Diese gesunden Lebensmittel machen den größten Teil jeder GI-bewussten Ernährungsweise aus – lesen Sie, warum.

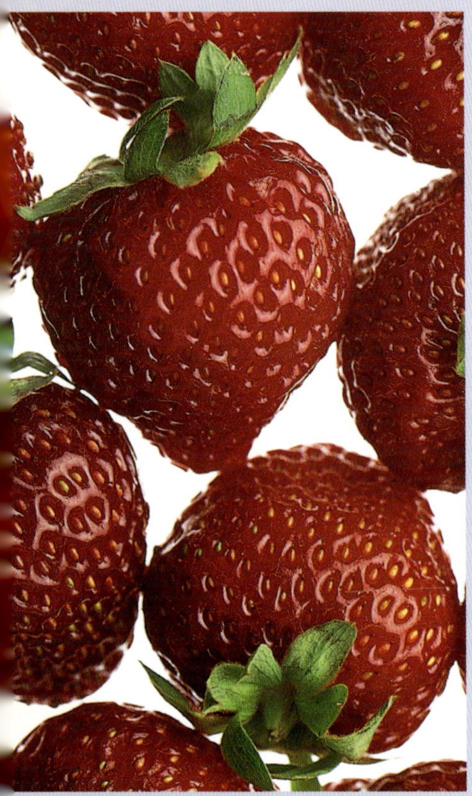

Obst

Die Faustregel lautet: Obst hat niedrige GI-Werte. Diese Tatsache ist absolut erstaunlich, wenn man bedenkt, dass es in der Regel süß schmeckt. Außerdem wird es schnell verdaut. Der größte Teil des Zuckers, der in Obst enthalten ist, ist jedoch Fruktose, und dies ist für den Stoffwechsel von Vorteil. Da Fruktose erst in Glukose umgewandelt wird, kommt es nicht zu einem plötzlichen Blutzuckeranstieg. Eine rasche Insulinausschüttung, wie bei Haushaltszucker, gibt es daher bei Fruktose nicht.

Welche Faktoren beeinflussen den GI von Obst?

Der Säuregehalt: Je mehr Säure Obst enthält, desto niedriger ist im Allgemeinen der GI. Gut zu wissen für Freunde saurer Obstsorten wie Grapefruit, Zitronen und Limetten! Aber auch viele süß schmeckende Früchte wie Kiwis und Apfelsinen haben viel Säure.

Der Ballaststoffgehalt: Obst hat viele lösliche Ballaststoffe der Sorte, die erwiesenermaßen den GI-Wert senken. Den niedrigsten GI haben Obstsorten mit dem höchsten Gehalt an löslichen Ballaststoffen (Äpfel und Birnen haben zum Beispiel einen hohen Pektingehalt). Zudem hat Pektin eine appetithemmende Wirkung.

Der Fruktosegehalt: Obst enthält stets eine Mischung dreier Zuckerarten: Fruktose, Saccharose und Glukose. Je mehr Fruktose (und je weniger Glukose) enthalten ist, desto niedriger ist der GI-Wert. Daher hat die glukosereiche Wassermelone einen höheren GI als andere Obstsorten.

Die Verarbeitung: Bei Konservenobst ändert sich die chemische Zusammensetzung. Die Ballaststoffmoleküle der Früchte werden weicher, sie können einfacher aufgespalten werden, und die Geschwindigkeit der Glukosebildung steigt an. Viele Früchte werden in Sirup konserviert, der schnell frei werdende Zuckerarten enthalten kann. So steigt der GI von niedrig auf mittel an.

Obstsaft hat ebenfalls einen höheren GI als das Obst, aus dem der Saft extrahiert wurde, denn die Ballaststoffe fehlen. Trockenfrüchte lassen den Blutzucker generell schneller ansteigen als das frische Obst.

Leitfaden **Obst**

Hoher GI
Wassermelonen, Datteln

Mittlerer GI
Aprikosen (frisch und aus der Konserve), Bananen, Honigmelonen, Feigen (frisch und getrocknet), rote Trauben, Mangos, Papayas, Pfirsiche (in Sirup eingelegt), Birnen (in Sirup eingelegt), Rosinen, Sultaninen

Niedriger GI
Äpfel, getrocknete Aprikosen, Avocados, Brombeeren, Blaubeeren, Kirschen, Grapefruits, weiße Trauben, Kiwis, Zitrusfrüchte, Pfirsiche (frisch und in Saft eingelegt), Birnen (frisch und in Saft eingelegt), Pflaumen, Zwetschgen, Himbeeren, Erdbeeren, Tomaten

Gemüse

Wie Obst haben die meisten Gemüsesorten einen niedrigen GI. Das liegt an der geringen Kohlenhydratmenge, auch wenn viele Gemüsesorten als Kohlenhydratlebensmittel eingestuft werden. Zudem handelt es sich meistens nicht um die Kohlenhydrattypen, die einen schnellen Blutzuckeranstieg bewirken. Darüber hinaus können die meisten Gemüsesorten aufgrund des hohen Ballaststoffanteils – ein GI-Hemmer – für eine GI-bewusste Ernährung als geeignet angesehen werden.

Es gibt jedoch ein paar Ausnahmen. Wurzelgemüse mit besonders hohem Stärkegehalt wie Rote Beete, Pastinaken und Kohlrüben oder süße Gemüsesorten wie Kürbis haben mittlere bis hohe GI-Werte. Pastinaken haben sogar einen höheren GI als Fruchtgummi.

Nun müssen Rote Beete und Pastinaken jedoch nicht für immer von Ihrem Teller verschwinden. Einer der Kritikpunkte am Glykämischen Index ist das Messverfahren. Um den GI eines Lebensmittels zu ermitteln, muss eine Portion gemessen werden, die 50 g Kohlenhydrate enthält, und für 50 g Kohlenhydrate braucht man eine Riesenportion Pastinaken oder Rote Beete. Isst man eine kleinere Portion – was der Fall sein wird – ist die Reaktion gemäßigter. Es besteht also kein Grund, auf Gemüse mit hohem GI vollständig zu verzichten, solange die Portionen maßvoll ausfallen und man es nicht zu jeder Mahlzeit isst.

Gemüse zubereiten und verarbeiten

Der GI steigt grundsätzlich immer beim Kochen oder Verarbeiten an, jedoch in so geringem Maße, dass es sich nicht sehr auf den Blutzuckerspiegel auswirkt. Letztendlich sind manche Gemüsesorten in gekochtem, konserviertem oder gefrorenem Zustand nahrhafter. Aus gekochten Mohrrüben kann der Körper beispielsweise dreimal mehr Betakarotin gewinnen als aus rohen Mohrrüben, weil Hitze die harten Zellwände weicher macht, so dass die darin enthaltenen wertvollen Substanzen einfacher absorbiert werden können. Auch Kürbis, grüne Bohnen und Brokkoli werden durch Einfrieren oder Konservieren nahrhafter.

Leitfaden **Gemüse**

Hoher GI
Kürbis, Pastinaken, Steck- und andere Rüben

Mittlerer GI
Maiskolben, Maiskörner, Rote Beete

Niedriger GI
Alfalfa, Artischocken, Auberginen, Blumenkohl, Bohnenkeimlinge, Brokkoli, Brunnenkresse, Endivien, Erbsen, Fenchel, Grüne Bohnen, Grünkohl, Knoblauch, Kohl, Lauch, Mangold, Mohrrüben, Okra, Paprika, Pilze, Radicchio, Rettich, Rosenkohl, Rukola, Sellerie, Salat, Salatgurken, Spargel, Spinat, Zucchini, Zuckererbsen, Zwiebeln

„Niedriger GI-Wert“

Gemüse hat meist wenig Kohlenhydrate und viele Ballaststoffe.

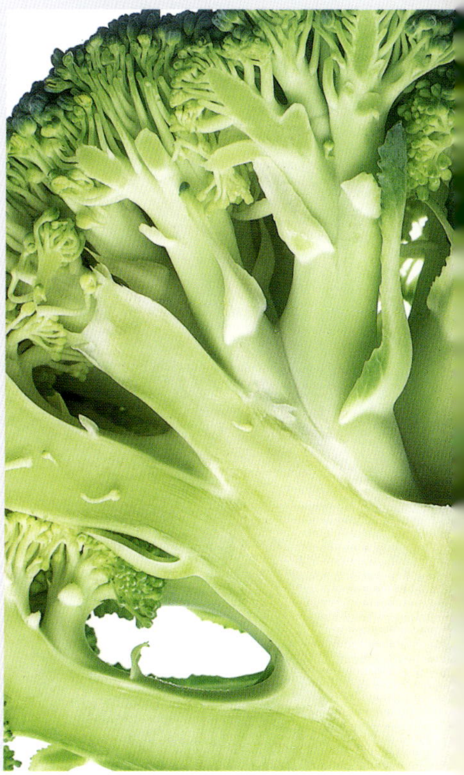

Proteine und der GI

Der wichtigste Faktor bei der Bestimmung des Glykämischen Index ist die Tatsache, ob das Nahrungsmittel Kohlenhydrate enthält oder nicht. Reine Proteinlieferanten, wie Fleisch, Fisch und Geflügel, enthalten keine Kohlenhydrate und haben daher einen niedrigen GI. Manche Lebensmittel aber enthalten viel Protein und trotzdem auch eine gewisse Menge an Kohlenhydraten. Ihre GI-Werte sind daher höher.

Bohnen und **Hülsenfrüchte**

Die meisten Menschen essen zu wenig von diesen wichtigen und gesunden Lebensmitteln – man sollte es aber tun. Eine Ernährung, in der Hülsenfrüchte eine feste Größe darstellen und regelmäßig gegessen werden, senkt erwiesenermaßen langfristig den Cholesterinspiegel, fördert bei Frauen einen ausgewogenen Hormonhaushalt und verringert möglicherweise das Brustkrebsrisiko. Wissenschaftlern der australischen Monash University zufolge sind Hülsenfrüchte der Garant Nummer eins für ein langes Leben.

Auch im Rahmen einer GI-Diät sind Bohnen und Hülsenfrüchte positiv zu bewerten, denn die meisten haben dank der ballaststoffreichen Schale, die die Umwandlung verlangsamt, einen niedrigen GI. Ferner sollte man nicht vergessen, dass diese Lebensmittel nicht nur in ihrer natürlichen Form einen niedrigen GI haben. Tofu und andere Fleischersatzprodukte aus Soja, Hummus oder Falafel (aus Kichererbsen) sowie Suppen und Dhal aus Linsen haben allesamt ebenfalls einen niedrigen GI.

Leitfaden **Bohnen** und **Hülsenfrüchte**

Hoher GI
Riesenbohnen (Sau- oder Favabohnen)

Mittlerer GI
Es gibt keine Hülsenfrüchte mit mittlerem GI.

Niedriger GI
Chana Dhal (Kichererbsensorte) und andere Kichererbsen, getrocknete (halbe) Erbsen, Japanische Sojabohnen, Kidneybohnen, Linsen, Mondbohnen, Schwarze Bohnen, Sojabohnen, Weiße Bohnen, Weiße Bohnen in Tomatensoße

Milchprodukte

Milchprodukte hält man gerne für reine Eiweißlieferanten. Die in vielen Milchprodukten enthaltene Zuckerart Laktose wird im Körper jedoch zu Glukose umgewandelt. Positiverweise erfolgt dies langsam, und so haben Milch, Käse, Joghurt und sogar fettreduziertes Speiseeis niedrige GI-Werte. Lediglich Kondensmilch stellt eine Ausnahme dar, wenn ihr Zucker zugesetzt wurde. Vermutlich ist Kondensmilch aber kein Stützpfeiler Ihrer Ernährung.

Nüsse und Samenkörner

Durch die Kombination von Proteinen und Fetten haben Nüsse und Samenkörner einen niedrigen GI. Das ist aber nicht der einzige Grund, weshalb diese Nahrungsmittel Teil der GI-bewussten Ernährung sein sollten. Sie sind auch eine wichtige Quelle für die gesunden Fette, die der Körper braucht, um fit und schön zu bleiben und sogar, um das Gewicht zu reduzieren. Noch überzeugender: Eine Studie hat gezeigt, dass Menschen, die 150 g Nüsse in der Woche aßen, länger lebten als Menschen, die es nicht taten.

In den Augen mancher Ernährungswissenschaftler sind Samenkörner ein Spitzennahrungsmittel, wobei sie sich auf die Tatsache beziehen, dass ein Samenkorn ein wahres Nährstoffwunder sein muss, wenn eine Pflanze aus ihm wachsen kann. Von Nüssen, wie beispielsweise Erd-, Cashew-, Para- oder Walnüssen, und Samen, wie Kürbis- oder Sonnenblumenkernen, kann man einfach eine Hand voll als Zwischenmahlzeit essen, oder man gibt sie über den Salat.

Brotaufstriche und Dips aus Samen oder Nüssen (zum Beispiel Erdnussbutter und Tahini) haben ebenfalls einen niedrigen GI und sind eine hervorragende Alternative zu Butter oder Margarine. Achtung: Nüsse und Samen haben oft viele Kalorien!

Aufgepasst!

Allen verarbeiteten Produkten wird Zucker in unterschiedlicher Menge zugeführt – und das erhöht den GI. Sojamilch zum Beispiel wird im Allgemeinen Zucker zugesetzt. Um sicherzugehen, dass ein Produkt mit niedrigem GI verwendet wird, sollte man Marken mit weniger als vier Gramm Kohlenhydrate pro 250 ml verwenden. Dies ist in den Lebensmittelkennzeichnungen aufgeführt. Die meisten guten Marken werden den Hinweis „nicht gesüßt“ tragen. Auch Lebensmittelüberzüge können den GI verändern, zum Beispiel Panade oder Ausbackteig bei Protein spendenden Lebensmitteln, wie Hühnchen oder Fisch, oder der Weizen, mit dem die Fleischmasse bei Burgern und Würstchen gestreckt wird. Es handelt sich zwar in der Regel um so kleine Mengen, dass der Unterschied zu vernachlässigen ist, reine Proteinlieferanten sind jedoch deutlich gesünder.

Reine Proteine

Folgende Lebensmittel gelten als unbedenklich im Rahmen einer GI-Ernährung (wer Diät hält oder etwas für sein Herz tun möchte, achte jedoch auf den Fettgehalt).

- Anchovis
- Eier
- Ente
- Forelle
- Gans
- Garnelen
- Schinken (geräuchert)
- Heilbutt
- Hühnchen
- Hummer
- Kabeljau
- Kalbfleisch
- Krebs
- Lachs
- Lammfleisch
- Leber
- Makrele
- Miesmuscheln
- Muscheln
- Räucherfisch
- Rindfleisch
- Rochen
- Sardinen
- Schellfisch
- Schinken
- Schinkenspeck
- Scholle
- Schweinefleisch
- Schwertfisch
- Seeteufel
- Seezunge
- Tintenfisch
- Tunfisch
- Wild
- Wolfsbarsch

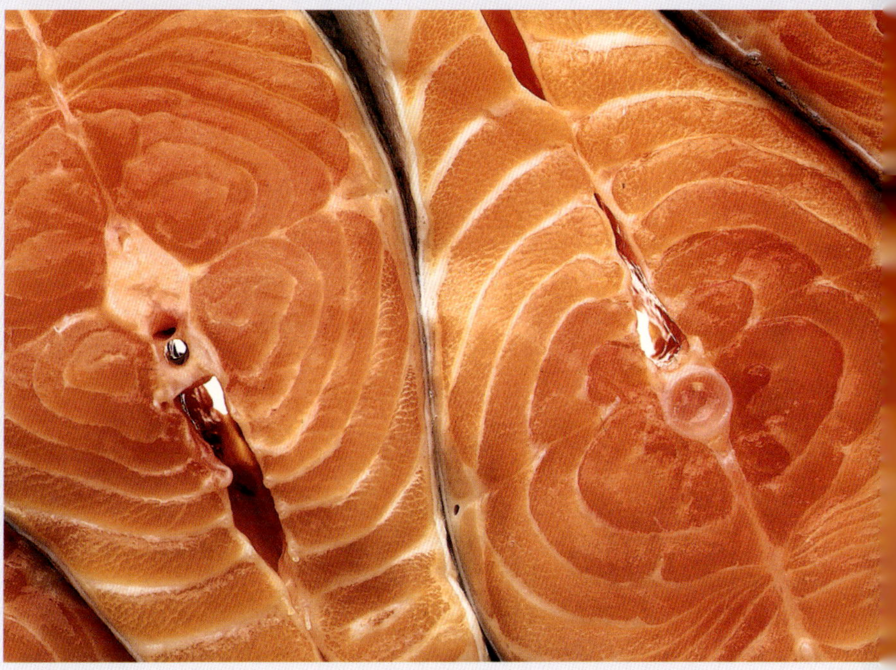

Getränke

Nicht nur feste Nahrungsmittel werden im Organismus in Glukose umgewandelt, sondern auch die Getränke. Man hat sie schnell getrunken und vergisst dabei ihre potenziellen Auswirkungen auf Gesundheit und Gewicht. Bei Getränken ist der niedrige GI genauso wichtig wie beim Essen.

Ein Wort zum **Kaffee**

Jüngste Untersuchungen aus den Niederlanden zeigen, dass Koffein die Möglichkeit der Insulinresistenz von Zellen erhöhen kann, wodurch sich die Insulinmenge erhöht, die der Körper ausscheiden kann. Kaffee ist also im Ergebnis nicht gesund.

Das Problem ist, dass viele Menschen von Koffein abhängig werden, und wenn sie dann auf Kaffee verzichten, sind Kopfschmerzen die Folge. Entwöhnt man den Körper langsam, ist es möglich, ohne Entzugserscheinungen aufzuhören. Ersetzen Sie dafür ein Viertel von jeder Tasse Kaffee, die Sie täglich trinken, durch entkoffeinierten Kaffee. Wiederholen Sie dies drei Tage lang, denn dann hat sich der Körper auf die neue Koffeinmenge eingestellt. Am vierten Tag ersetzen Sie ein weiteres Viertel der Tasse Kaffee durch entkoffeinierten Kaffee. Fahren Sie so fort, bis Sie gar kein Koffein mehr trinken; das sollte zwölf Tage dauern.

Getränke und **GI**

nedriger GI

- **Wasser**
- **Tee und Kräutertee**
- **Milch**
- **Tomatensaft**
- **Apfelsaft**
- **Karottensaft**
- **Ananassaft**
- **Grapefruitsaft**
- **Orangensaft**
- **Preiselbeersaft**
- **Rotwein**
- **Weißwein**
- **Zitronensaft, gepresst**
- **Orangensaft, gepresst**
- **Cola**
- **Orangenlimonade**
- **Energydrink**
- **Bier**

hoher GI

Alkoholische Getränke

Auf starke alkoholische Getränke, wie Gin, Wodka und Whisky, sollte man verzichten. Sie haben zwar nur geringen Einfluss auf das Insulin (also rein technisch einen niedrigen GI), aber starker Konsum von Hochprozentigem führt trotzdem zu Gesundheitsproblemen.

Rotwein ist trotz seines mittleren GI-Werts Hochprozentigem vorzuziehen, weil er Antioxidantien enthält, die gut fürs Herz sind.

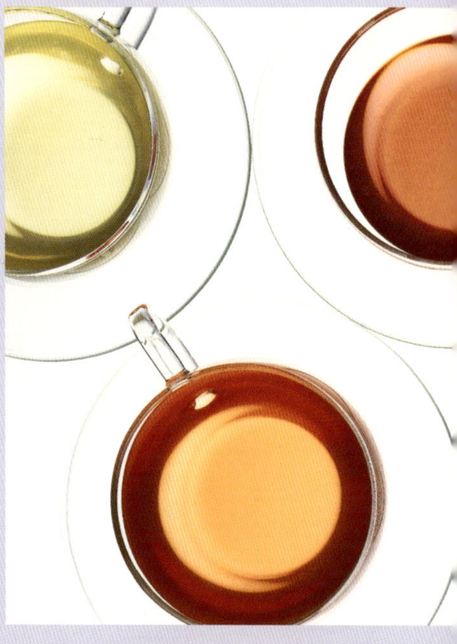

Der **Fett**-Faktor

Viele Lebensmittel mit hohem Fettanteil – Schokolade, Nüsse, Fleisch, Milchprodukte – haben einen niedrigen GI, weil Fett den Blutzuckerspiegel nicht ansteigen lässt. Zu einer GI-bewussten Ernährung gehören die richtigen Fette, wenn sie gesund sein soll.

Warum **manche Fette** für den **Körper gut** sind

Fett ist für einen gesunden Körper lebenswichtig. Für Einsteiger in Ernährungsfragen: Ohne Fett könnte der Organismus die fettlöslichen Vitamine A, D, E und K nicht nutzen, die dazu beitragen, Augen, Knochen, Haut und Gehirn gesund und funktionstüchtig zu erhalten. Der Körper nutzt Fett als Energie und um gesunde Zellen und Hormone zu bilden, die vom Schmerzempfinden bis zum Monatszyklus der Frau alles steuern. Ohne bestimmte Fette wäre der Körper nicht schön oder fühlte sich nicht wohl. Man muss aber darauf achten, die richtigen Fette zu sich zu nehmen.

Fettarten

Vier Arten von Fetten können in Lebensmitteln enthalten sein: gesättigte, einfach ungesättigte, mehrfach ungesättigte und hydrierte Fette, auch bekannt als Transfette. Sie werden gewonnen, indem pflanzliche Öle durch Erhitzen gehärtet werden. Beim Verzehr fetthaltiger Lebensmittel nimmt man meist die drei erstgenannten Fette zu sich, gelegentlich auch das vierte.

Alle Speisen enthalten unterschiedlich große Mengen der verschiedenen Fette. Fleisch hat beispielsweise mehr gesättigte Fette als ungesättigte, und bei ölhaltigem Fisch ist es umgekehrt. Das Vorhandensein und der Anteil von Transfetten bestimmen, ob ein Lebensmittel als gesund eingestuft wird oder nicht. Bei einer GI-bewussten Ernährung nimmt man nicht nur mehrheitlich Lebensmittel mit niedrigem GI zu sich, sondern achtet bei fetthaltigen Gerichten auf dem Speiseplan auch darauf, dass sie eher gesunde Fette enthalten als ungesunde.

Gesunde Fette

Einfach ungesättigte Fette:

- Oliven
- Nüsse
- Samenkörner
- Avocados
- Öle aus den oben stehenden Lebensmitteln

Mehrfach ungesättigte Fette:

- Forelle
- Lachs
- Makrele
- Hering

Lebensmittel **klug auswählen**

Ein Schlüssel zur Gesundheit liegt darin, sich auf Lebensmittel mit gesunden Fetten zu konzentrieren und ungesunde zu vermeiden. Mit dem GI-Plan wird das einfach, denn viele Lebensmittel mit gesättigten Fetten enthalten viel Zucker und kommen daher ohnehin nicht in Frage. Alles sichtbare Fett bei Lebensmitteln mit niedrigem GI, wie rotem Fleisch, ist zu entfernen, Frittiertes zu vermeiden. Bei Milchprodukten möglichst fettreduzierte verwenden.

Ungesunde Fette

Gesättigte Fette:

- Butter
- Fleisch
- Vollfette Milchprodukte

Transfette:

- Harte Margarine
- Mit harter Margarine gefertigte Backwaren (Kuchen, Gebäck)

Wenn **niedriger** GI auf **hohen** GI trifft

Es schadet zwar nicht, sich auf Lebensmittel mit niedrigem GI zu beschränken, aber im Laufe der Zeit wird das etwas eintönig. Damit kommen wir zu dem erfreulichsten Punkt der GI-bewussten Ernährung: Nichts ist völlig verboten. Allerdings sind beim Verzehr von Lebensmitteln mit hohem GI ein paar Regeln zu beachten, mit denen ihre Auswirkung auf den Blutzuckerhaushalt reduziert wird.

Die **Regeln**

1 Beim Verzehr einer Speise mit hohem GI ist auf die Menge zu achten. Wissenschaftler berechnen den Glykämischen Index eines Lebensmittels, indem ein Proband eine 50 g Kohlenhydrate enthaltende Menge davon verzehrt. Bei Sellerie beträgt diese Menge 50 Stangen, bei Reis 150 g (gekochter Reis) und bei Zucker vier Esslöffel. Je mehr man von einer Speise isst, desto mehr Glukose wird produziert; isst man weniger, wird weniger Glukose gebildet. Daher kann man über die Portionsgröße eines Lebensmittels mit hohem GI steuern, wie viel Zucker produziert wird.

2 Beim Verzehr eines Lebensmittels mit hohem GI sollte man stets dieselbe oder eine größere Menge von mindestens zwei Lebensmitteln mit niedrigem GI dazu essen. Das senkt den durchschnittlichen GI einer Mahlzeit und folglich auch die Menge der produzierten Glukose. Im Idealfall handelt es sich dabei um einen Proteinlieferanten wie Fleisch, Geflügel, Fisch, Eier, Hülsenfrüchte, Nüsse oder Milchprodukte sowie Obst oder Gemüse. Wer also zum Frühstück 25 g Cornflakes mit hohem GI isst, sollte sie mit 100 ml entrahmter Milch und Pfirsichstückchen kombinieren.

Kleine Portionen von **Speisen mit hohem GI**

Kartoffeln	100 g	**Brot**	eine bis zwei Scheiben
Reis (gekocht; etwa 25 g trockener Reis)	75 g	**Frühstücksflocken**	25 g
		Wurzelgemüse	100 g
		Popcorn und **Brezeln**	25 g

3 Pro Tag nicht mehr als ein Lebensmittel mit hohem GI oder zwei mit mittlerem GI essen, idealerweise sogar weniger. Diese Regeln lindern zwar den Schaden, den Speisen mit hohem GI im Körper anrichten, damit der Körper aber wirklich wieder zu seinem Gleichgewicht zurückfinden kann, sollte man Lebensmittel mit hohem GI so oft wie nur möglich weglassen.

4 Etwas Saures beifügen, wenn es zur Mahlzeit passt. Die einem Lebensmittel beigefügte Säure verlangsamt die Umwandlung in Glukose, und so wirkt auch Säure, die einem Lebensmittel mit hohem GI beigefügt wird. Das heißt zum Beispiel, eine halbe Grapefruit zu einem Frühstück mit hohem GI oder einen Salat mit Vinaigrette-Dressing zu einem Reisgericht essen und Pommes frites mit Essig besprenkeln. Man kann auch ein Glas heißes Wasser mit einem Spritzer Zitronen- oder Limettensaft trinken. Der Säurefaktor kann den GI mancher stark zuckerhaltiger Lebensmittel um bis zu 30 Prozent reduzieren.

Die **GI-Pyramide**

Im Rahmen einer GI-Diät darf man eine große Bandbreite von Lebensmitteln essen. Wie viel von jedem sollte man aber täglich zu sich nehmen? Die herkömmliche Lebensmittelpyramide, die die meisten Menschen für gesund erachten, konzentriert sich vorrangig auf stärkehaltige Kohlenhydrate wie Brot, Nudeln und Reis und empfiehlt elf Portionen pro Tag. Selbst wenn man sich an die Varianten mit dem niedrigsten GI der jeweiligen Lebensmittel hielte, wäre immer noch viel Glukose im Organismus. Im Folgenden finden Sie eine GI-Pyramide als Hilfe für den Speiseplan.

Maßgeschneiderte Ernährung

Wer sich nicht an einen unserer speziellen Diätpläne halten möchte, kann sich an der Pyramide orientieren, um seinem Körper die nötige Ausgewogenheit wiederzugeben. Folgen Sie dabei diesen Richtlinien:

- **Nicht alle Kohlenhydrate sind gleich.** Wer sonst nichts unternimmt, sollte sich wenigstens von Kohlenhydraten mit hohem GI, wie weißem Reis, Weißmehlbrot, zuckerhaltigen Flocken und Kartoffeln, auf solche mit niedrigem GI umstellen.
- **Mindestens drei Mahlzeiten täglich zu sich nehmen.** Das Weglassen von Mahlzeiten führt zu einem Abfall des Blutzuckers und plötzlichem Heißhunger. Täglich zwei Zwischenmahlzeiten mit niedrigem GI sind gut.
- **Wer Speisen mit hohem GI isst,** sollte die Regeln auf Seite 32 beachten, damit die negativen Auswirkungen auf den Körper gering sind.

Die GI-Pyramide

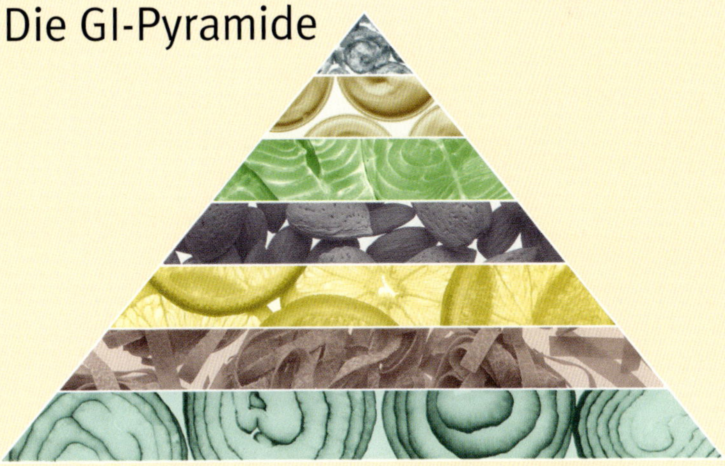

- Weißmehlbrot, Reis, Kartoffeln, zuckerhaltiger Kuchen und Gebäck (selten essen)
- Milchprodukte (eine bis zwei Portionen täglich, am besten fettreduziert)
- Reine Proteine wie Fleisch, Fisch, Geflügel, Eier (bis zu zwei Portionen täglich, rotes Fleisch maximal ein- bis zweimal pro Woche)
- Nüsse, Samenkörner und Hülsenfrüchte (ein- bis dreimal täglich), Öle aus diesen Produkten (ein- bis zweimal täglich)
- Obst (zwei- bis dreimal täglich)
- Körnerbrot, Körner, Nudeln, andere stärkehaltige Kohlenhydrat-Lebensmittel mit niedrigem GI (drei bis sechs Portionen täglich)
- Gemüse (mindestens fünf Portionen täglich)

- **Fett ist nicht gut für den Körper.** Man sollte in den Mahlzeiten Lebensmittel mit wenig gesättigtem Fett verwenden und Lebensmittel mit herzverträglichen Fetten zu sich nehmen (siehe Tabelle auf Seite 31).
- **Getränke sind wichtig.** Machen Sie nicht sämtliche GI-Bemühungen durch zuckerhaltige Limonaden, Obstsaftgetränke oder Alkohol zunichte. Beim Alkoholkonsum sollte man sich auf ein gesundes Maß beschränken.

Eine stabile **Gesundheit** mit dem GI

Viele Studien haben belegt, dass die Nahrung die Gesundheit beeinflusst. Obst, Gemüse, Vollkornprodukte und Hülsenfrüchte sind erwiesenermaßen wichtig zum Schutz der Gesundheit. Mit einer GI-bewussten Ernährung kann man sich die schützende Kraft der Nahrung zu Nutze machen, Gewicht verlieren und Energie gewinnen.

Abnehmen mit dem GI

Das wesentliche Element der GI-Diät besteht darin, der schnellen Glukosefreigabe in den Organismus Einhalt zu gebieten und die Insulinproduktion herabzusetzen. Dies hat einige Auswirkungen auf das Gewicht. Erstens hört das Insulin auf, übermäßig viel Zucker in die Fettspeicher des Körpers zu packen, zweitens nimmt der Appetit ab, denn Insulin wirkt in der Tat appetitanregend. Drittens gibt der Körper mit sinkendem Insulinspiegel ein weiteres, sehr wichtiges Hormon namens Glukagon in den Organismus frei.

Glukagon hat die Aufgabe, Glukose aus den Fettspeichern zu holen und zur Energiegewinnung zu verbrennen. Je öfter Glukagon in den Organismus abgegeben wird, desto mehr Fett wird verbrannt. Mit einer GI-bewussten Ernährung, bei der die Insulinspiegel niedrig bleiben und weniger Kalorien eingenommen werden, maximiert man die Chancen, dass Glukagon produziert wird und der Körper Fett verbrennt. Das führt mit sofortigem Erfolg zum Gewichtsverlust. Aber nicht nur dadurch können Sie sich mit einer GI-bewussten Ernährung „verdünnisieren".

Sättigung

Mit einer GI-bewussten Ernährungsweise ist das Hungergefühl nicht so stark. US-amerikanische Forscher gaben Probanden eine Mahlzeit mit niedrigem GI, und bei der nächsten Mahlzeit aßen sie deutlich weniger Kalorien als die Probanden, die zuvor eine Mahlzeit mit hohem GI zu sich genommen hatten. Der Grund liegt zum Teil darin, dass die appetitfördernde Wirkung des Insulins nicht greifen konnte, aber auch die Tatsache, dass Speisen mit niedrigem GI in der Regel reicher an Ballaststoffen und Proteinen sind, spielt eine Rolle.

Den Heißhunger kontrollieren

Heißhunger auf Zucker kann auch die Entschlossensten bei ihrer Diät übermannen. Bei einer GI-bewussten Ernährung kommt es aber selten so weit, denn das plötzliche Auf und Ab des Blutzuckerspiegels entfällt.

Lebenswichtige Vitamine

Untersuchungen zufolge leiden Menschen mit einer Ernähungsweise mit hohem GI an Zink-, Eisen-, Kalzium- und Vitamin-C-Mangel. Mit einer Verringerung des GI kann man mehr dieser lebenswichtigen Fett verbrennenden Nährstoffe aufnehmen und die Gewichtsabnahme maximieren.

Mehr verbrennen

GI-bewusste Ernährungsweisen sind in der Regel ballaststoffreich. Für jedes konsumierte Gramm Ballaststoff verbrennt der Körper sieben kcal (29kJ), um es auf seinem Weg durch den Verdauungstrakt abzubauen. Allein durch die Zufuhr der empfohlenen 25–30 g Ballaststoffe täglich kann man bis zu 200 kcal (840 kJ) verbrennen.

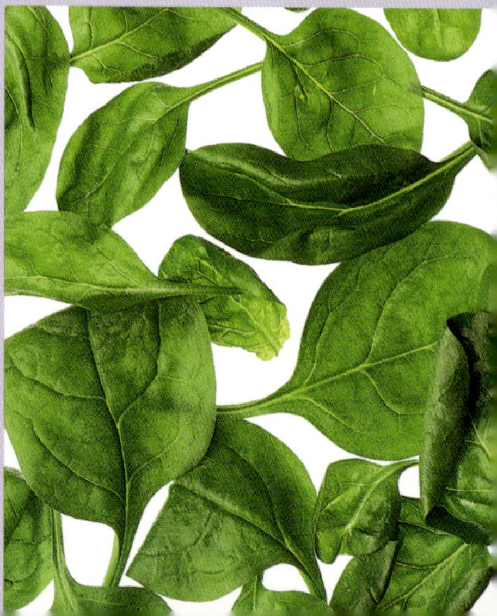

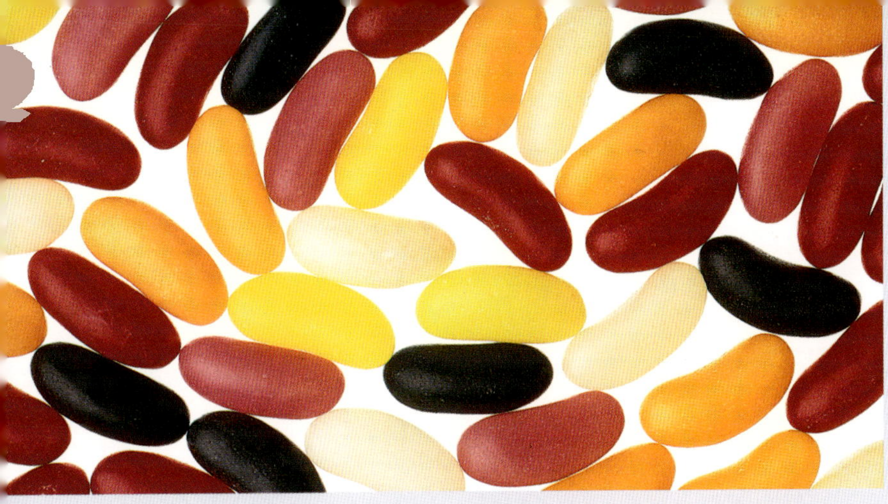

Anti-Aging mit dem GI

Zweifellos ist die Umstellung auf eine GI-bewusste Ernährung gut für die Gesundheit. Ein verringertes Risiko für Diabetes, Herzerkrankungen und sogar für einige Krebstypen wird mit einer Verringerung der Zufuhr von Lebensmitteln mit hohem GI in Verbindung gebracht. Die Ursachen dafür haben mit Zucker zu tun.

Süß, weiß – und lebensgefährlich

Zucker ist von Natur aus eine klebrige Substanz, und die Glukoseteilchen im Blut bilden davon keine Ausnahme. Verbleibt der Zucker im Blut, anstatt in Brennstoff zur Energiegewinnung umgewandelt zu werden, können solche Teilchen an Proteinzellen im Körper festkleben. Dieser Vorgang wird Crosslinking (Vernetzung) genannt.

Die Kollagenfasern im Körper sind besonders anfällig für das Crosslinking. Sie verlieren an Flexibilität, werden spröde und zerbrechen. In der Haut entstehen auf diese Weise Falten, in den Gelenken wird die Beweglichkeit eingeschränkt, bei den Lungen verringert sich das Fassungsvermögen und die Sauerstoffversorgung des Gewebes, und in den Blutgefäßen schließlich kommt es zu Versteifungen, wodurch die Tätigkeit des Herzens entsprechend erschwert wird. Dies sind die Hauptanzeichen für das Altern.

Crosslinking ist aber nicht der einzige Schaden, den Zucker anrichtet. Zuckerhaltige Lebensmittel erhöhen auch den Anteil der freien Radikale im Organismus. Wissenschaftler der Buffalo University in den Vereinigten Staaten gaben den Probanden eine Mahlzeit, die 300 kcal (1260 kJ) Zucker enthielt, und die Zahl der freien Radikale in ihrem Organismus stieg um 140 Prozent – mehr als bei einer extrem fettreichen Mahlzeit.

Angriff ist die beste Verteidigung

Freie Radikale sind Atome mit Elektronen, denen ein Partner-Elektron fehlt. Sie sind der Hauptgrund für das Altern und Erkranken des Körpers, denn sie rauben anderen Atomen ihre Elektronen. Geschieht dies, werden gesunde Zellen überall im Organismus beschädigt, was zur Alterung oder zu Veränderungen der Zellen führt, und dadurch wiederum können Krankheiten ausgelöst werden. Stellt man sich auf eine GI-bewusste Ernährung um und nimmt weniger zuckerhaltige Lebensmittel zu sich, gelangen weniger freie Radikale in den Organismus und der Alterungsprozess wird drastisch verlangsamt.

Energie dank GI

Der durch Lebensmittel mit hohem GI ausgelöste schnelle Insulinanstieg bedeutet, dass die Glukose im Blut schnell in die Fettspeicher befördert wird. Die Glukose, die also Brennstoff für Muskeln und mehr noch für das Gehirn hätte sein sollen, wird nicht genutzt. Dadurch kommt es im Organismus zu Brennstoff- und Energiemangel. Nimmt man dann mehr zuckerhaltige Kohlenhydrate zu sich, wird das Problem verschlimmert.

Kohlenhydrate enthalten ferner Substanzen, die vom Gehirn in eine Chemikalie namens Serotonin umgewandelt werden. In kleinen Dosen trägt es zur Beruhigung des Körpers bei und verschafft ihm ein Gefühl des Wohlbefindens. Werden durch die Aufnahme von großen Mengen an Kohlenhydraten mit hohem GI große Mengen Serotonin produziert, fühlt man sich erst recht müde.

Mit einer GI-bewussten Ernährung kann man dies sofort ändern. Der Körper ist nicht mehr den plötzlichen Zuckeranstiegen ausgesetzt und erleidet daher auch keine abrupten Einbrüche mehr. Schon allein dadurch ist der Energiehaushalt konstanter. Da die Heißhungerattacken auf Kohlenhydrate auch weniger werden, ist der Serotoninspiegel unter Kontrolle, und man kann sich die Stress lindernden guten Eigenschaften dieser Substanz zu Nutze machen, ohne die negativen Auswirkungen einer übergroßen Menge Serotonin zu spüren.

GI-bewusste **Ernährungspläne**

Es gibt in diesem Buch vier verschiedene Ernährungspläne, die nach dem Glykämischen Index erstellt wurden. Wählen Sie selbst denjenigen aus, der am besten auf Ihre Bedürfnisse zugeschnitten ist.

Die Pläne **„Klug abnehmen mit dem GI"** auf den Seiten 38 bis 67 und **„Klug abnehmen für Vegetarier"** auf den Seiten 68 bis 89 zeigen, wie man mit der GI-Methode Gewicht reduzieren kann. Folgen Sie einfach dem täglichen Mahlzeitenplaner und den Regeln auf der folgenden Seite.

Im Kapitel **„Mehr Energie mit dem GI"** auf den Seiten 92 bis 103 kommen die Grundsätze der GI-bewussten Ernährung mit dem Ziel, Energie zu gewinnen, zur Anwendung. Auch hierfür gibt es Tag für Tag eine Anleitung, jedoch unter Berücksichtigung der Regeln auf Seite 37, die der Schlüssel zur GI-bewussten Ernährung im Hinblick auf mehr Energie sind.

„Länger leben mit dem GI" auf den Seiten 104 bis 117 richtet sich an diejenigen, die sich im Grunde wohl fühlen und ihre Gesundheit lange erhalten wollen. Dieser Plan konzentriert sich auf Spitzenlebensmittel mit niedrigem GI, die erwiesenermaßen die Abwehrkräfte fördern und so das Risiko von ernsteren Erkrankungen reduzieren.

Vom Gebrauch der **Diätpläne**

Mit der richtigen Einstellung zum Abnehmen geht es nur noch darum, mehr Kalorien zu verbrennen, als man zu sich nimmt. Der Erfolg steht und fällt mit der Kalkulation der Kalorien, die eine Person pro Tag essen darf, um ein sinnvolles Kaloriendefizit zu erzeugen. Der Gedanke „Je weniger, desto besser" ist nicht richtig, denn wenn zu viele Kalorien eingespart werden, drosselt der Körper die Stoffwechseltätigkeit und reduziert die Menge der Kalorien, die er verbrennt. Sie sollten also die für Sie täglich empfohlene Menge nur um 500 Kalorien (2100 kJ) unterschreiten, unabhängig davon, wie viel Sie abnehmen möchten. So verlieren Sie 0,5 kg pro Woche, was vielleicht wenig erscheint, aber gleichzeitig bedeutet, dass Sie nicht hungrig sind, durchaus einmal Schokolade naschen dürfen, eher Fett als Muskelmasse verlieren und das eines Tages erlangte Gewicht eher werden halten können.

Die Diätpläne auf den Seiten im Anschluss sehen 1500 kcal (6300 kJ) täglich vor. Diese Menge benötigt eine Frau mit 70 kg Körpergewicht, die einer sitzenden Tätigkeit nachgeht, damit sie abnimmt. Wer mehr wiegt oder aktiver ist, muss die tägliche Kalorienmenge erhöhen, wer weniger wiegt, muss sie verringern. Mit Hilfe der GI-Tabellen (siehe Seite 118 bis 125) ist das leicht.

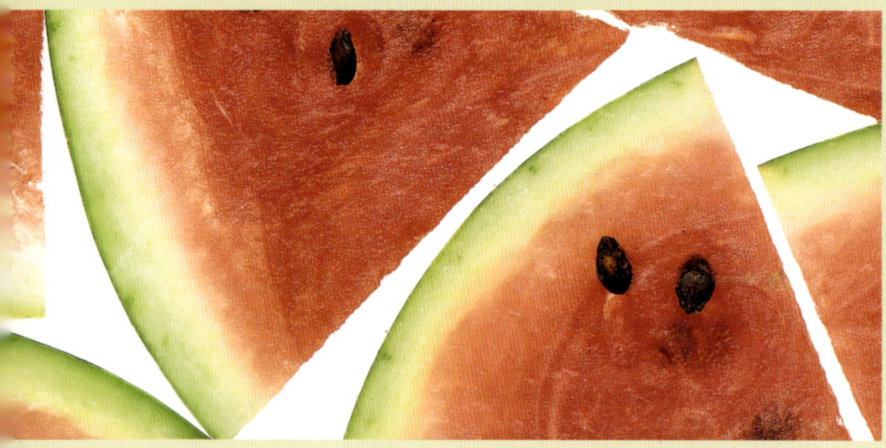

Bewegung

Sport ist bei einer GI-Diät sehr wichtig, denn Bewegung verringert die Insulinsensibilität der Zellen und sorgt dafür, dass der Körper bereits bei einem niedrigeren Insulinspiegel mit der Glukagon-Produktion beginnt. Das Ziel sollte lauten: mindestens zwei Stunden Sport pro Woche – Fitness-Studio, Spiele oder Treppen im Büro. Man kann eigene Aktivitäten in Angriff nehmen, oder den Vorschlägen im Tagesplan folgen.

Mahlzeiten austauschen

Wer Gerichte innerhalb eines Tages oder ganze Tage tauschen möchte, kann das tun. Sie können auch ein ganzes Tagesprogramm wiederholen. Tauschen Sie aber keine einzelnen Mahlzeiten von verschiedenen Tagen aus, denn die Kalorienmenge ist tageweise kalkuliert.

Die **empfohlene Energiezufuhr**

Um Ihren Energiebedarf zu ermitteln, wird Ihr von Alter, Geschlecht und Gewicht abhängiger Grundumsatz mit dem Wert der körperlichen Aktivität in Beruf und Freizeit multipliziert. Dieser Wert ist aber bei keinem Menschen den ganzen Tag über gleich hoch, sondern schwankt zwischen 0,95 während des Schlafs und bis zu 2,4 bei ausdauernder anstrengender Tätigkeit. Daher ist die empfehlenswerte durchschnittliche Energiezufuhr pro Tag nicht immer einfach zu ermitteln. Die Deutsche Gesellschaft für Ernährung e.V. nennt jedoch Richtwerte für Normalgewichtige, an denen man sich orientieren kann:

- Für Frauen:
  von 19 bis 25 Jahre: 2400 kcal
  von 25 bis 51 Jahre: 2300 kcal
  von 51 bis 65 Jahre: 2000 kcal
- Für Männer:
  von 19 bis 25 Jahre: 3000 kcal
  von 25 bis 51 Jahre: 2900 kcal
  von 51 bis 65 Jahre: 2500 kcal

Um 0,5 kg pro Woche zu an Gewicht zu verlieren, muss man 500 kcal (2100 kJ) weniger zu sich nehmen.

Regeln zur **Steigerung** der **Energie**

Sie werden sich nicht nur auf Lebensmittel mit niedrigem GI konzentrieren, sondern auch auf das Timing der Mahlzeiten, denn so ist gewährleistet, dass der Körper das Beste „herausholen" kann. Dazu befolgen Sie vier Regeln:

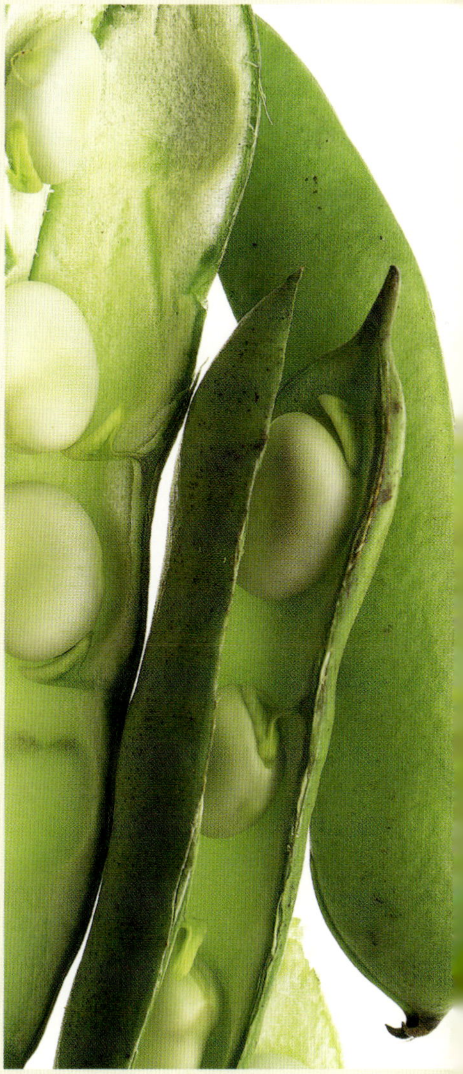

■ **Immer ein ballaststoffreiches Frühstück essen.** Das füllt nicht nur die über Nacht geleerten Energiespeicher wieder auf, sondern regt auch die Verdauung an und erleichtert damit die Aufnahme der Energie spendenden Nährstoffe aus anderen Lebensmitteln. Es beugt ferner der Verstopfung vor, die ein Hauptgrund für Müdigkeit ist.

■ **Zu jeder Mahlzeit Proteine essen.** Dies sorgt für noch langsamere Energieverbrennung und hilft gegen die negativen Auswirkungen zu vieler Kohlenhydrate. Zum Mittagessen sind Proteine ganz besonders wichtig. Der Energiespiegel sinkt gegen 15 Uhr natürlicherweise ab. Isst man zu Mittag ein stark kohlenhydrathaltiges Gericht, kommen zu diesem natürlichen Tief noch das zuckerbedingte Absinken der Energie und ein erhöhter Serotoninausstoß hinzu.

■ **Kohlenhydrate am Abend essen.** Ist das Abendessen kohlenhydratreich, produziert der Körper dann Serotonin, wenn er es am meisten benötigt – vor dem Zubettgehen. Es sorgt für einen erholsameren Schlaf, und man ist am nächsten Tag ausgeruhter.

■ **Kleinere Mahlzeiten im Vier-Stunden-Takt einnehmen.** Die Verdauungstätigkeit kann gerade nach großen Mahlzeiten ermüdend sein. Mit drei kleinen Mahlzeiten und zwei bis drei Zwischenmahlzeiten pro Tag tritt dies nicht ein.

Man sollte mindestens drei Energie spendende Lebensmittel pro Tag essen, beispielsweise Frühstücksflocken, Bohnen und Hülsenfrüchte, ölhaltigen Fisch, Zitrusfrüchte und Beeren, rotes Fleisch und grünes Blattgemüse.

Sie werden auch feststellen, dass diese Ernährungsweise – mit Ausnahme der Abnehmpläne – keine Portionsgrößen vorgibt. Essen Sie sich jederzeit satt, aber auf keinen Fall „pappsatt".

KLUG ABNEHMEN MIT DEM GI

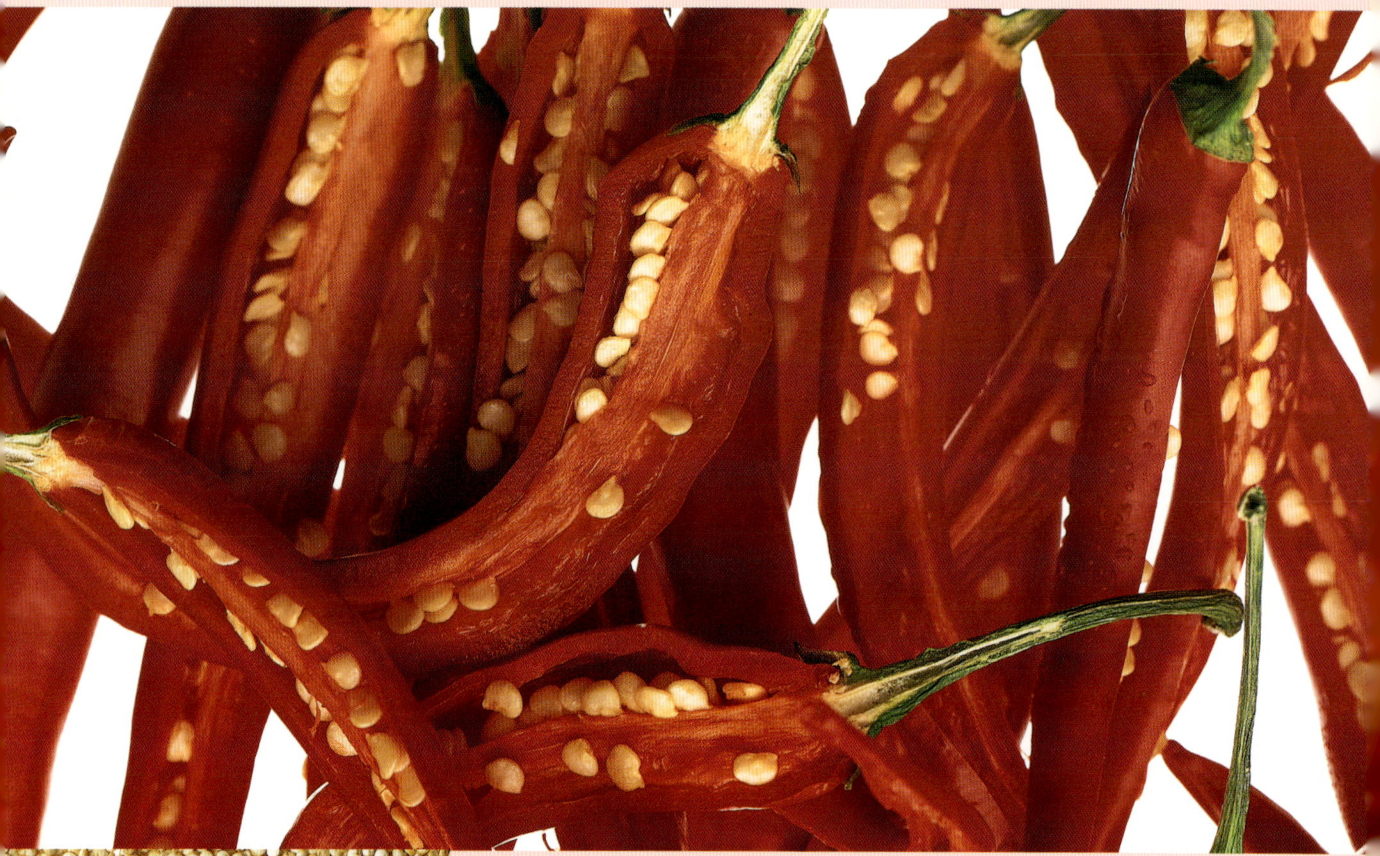

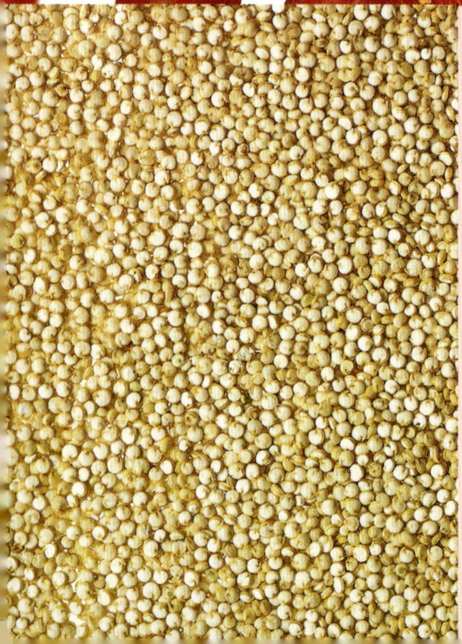

Dieser leicht zu befolgende Plan übernimmt den schwierigen Teil der Arbeit für Sie. Die Kalorienmenge für jeden Tag ist bereits kalkuliert, und Sie müssen lediglich die Menüvorgaben befolgen.

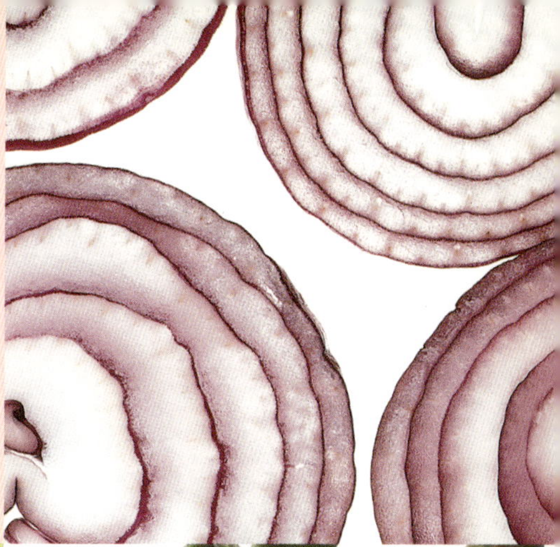

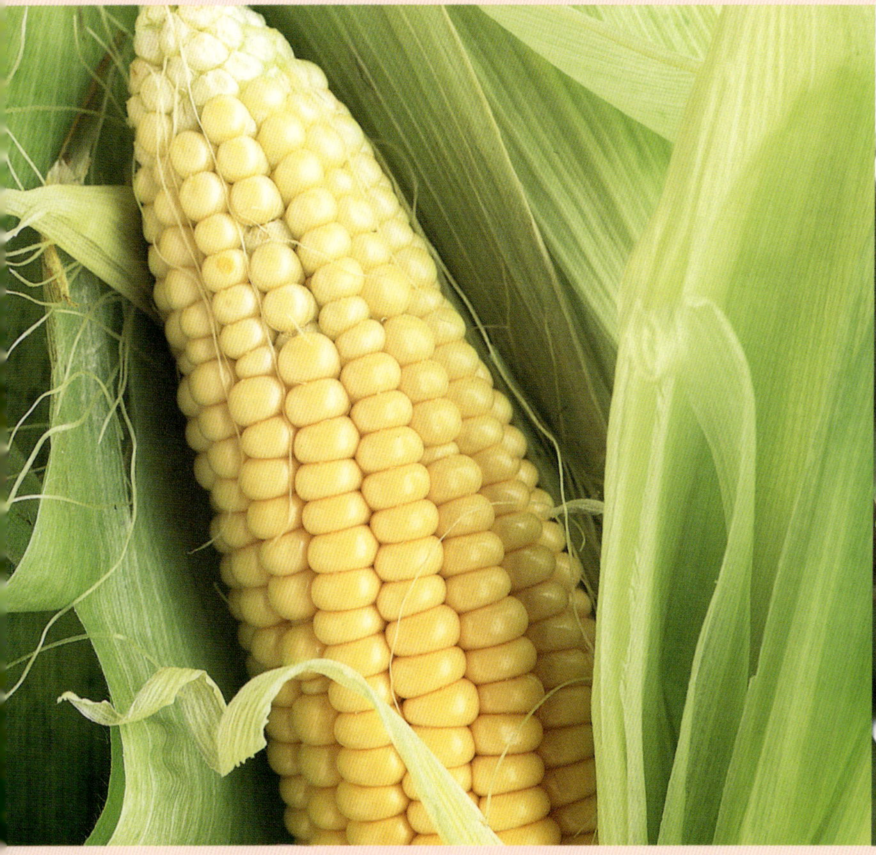

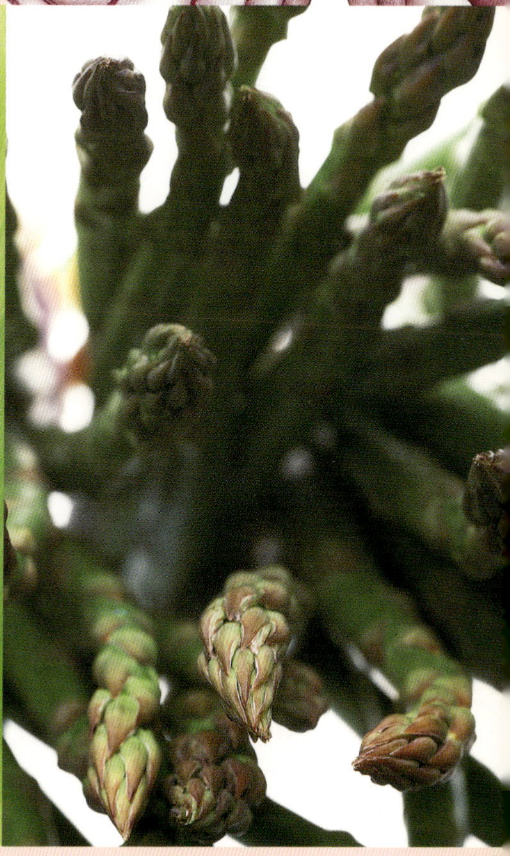

Zu den größten Vorteilen einer GI-bewussten Ernährung zählt, dass man damit wunderbar abnehmen kann. Kein Lebensmittel ist verboten, daher kommt es seltener zu Heißhungerattacken, die Diäterfolge zunichte machen. Am wichtigsten ist aber, dass man im Körper das System zur Steuerung von Fettspeicherung und Fettverbrennung wieder ins Gleichgewicht bringt und gewährleistet, dass die weniger gegessenen Kalorien auch tatsächlich zu Gewichtsverlust führen. Ob man sehr deutlich oder nur ein bisschen abnehmen will – der Weg zur neuen, schlanken Figur beginnt hier.

Tag 1

Dies ist der erste Tag auf dem Weg zum neuen Ich. Am meisten werden Sie sich darüber wundern, dass Sie nicht hungrig sind und womöglich sogar mehr essen als sonst. Erschrecken Sie nicht und lassen Sie keine Mahlzeit aus, denn regelmäßiges Essen kurbelt den Stoffwechsel an, und der Körper verliert mehr Gewicht.

Frühstück

1 Schale Porridge
75 g Haferflocken
600 ml Wasser
Das Wasser zum Kochen bringen, die Haferflocken einrühren und aufkochen. 25 Minuten quellen lassen. Nach Geschmack salzen. Statt Zucker eine Hand voll Blaubeeren, Erdbeeren oder Pfirsichstückchen darübergeben.

150 ml ungesüßter Orangensaft

Zwischenmahlzeit

150 g fettarmer Obstjoghurt

50 g getrocknete Aprikosen

Mittagessen

Marokkanischer Kichererbsen-Tomaten-Salat
(Rezept siehe Seite 41)

Gegrillte Hähnchenbrust
150 g

ALTERNATIV:

Sandwich mit gegrillter Hähnchenbrust
150 g Hähnchenbrust auf Gersten-, Körner- oder Sojabrot, darauf Tomatenscheiben und ein wenig Senf

Großer Salat
Staudensellerie, Gurke und geriebene Mohrrüben

Zwischenmahlzeit

1 Banane

10 Paranüsse

Abendessen

Gegrilltes Tunfischsteak
150 g Tunfisch, dazu eine Portion Tomaten mit Paprika-Chili-Salsa (Rezept siehe Seite 41) oder 2 EL fertige Salsa. Mit 100 g jungen Kartoffeln und 75 g Zuckererbsen servieren.

Raus an die **frische Luft**

Machen Sie einen 30-minütigen Spaziergang in Ihrem eigenen Tempo. Streben Sie jedoch ein Tempo an, bei dem Sie etwas außer Atem kommen, denn so werden mehr Kalorien verbrannt und Herz und Lungen gekräftigt. Nehmen Sie jemanden mit, und tauschen Sie im Stadtpark den neuesten Klatsch und Tratsch aus – so macht es mehr Spaß.

Kalorienverbrauch: 150

Marokkanischer Kichererbsen-Tomaten-Salat

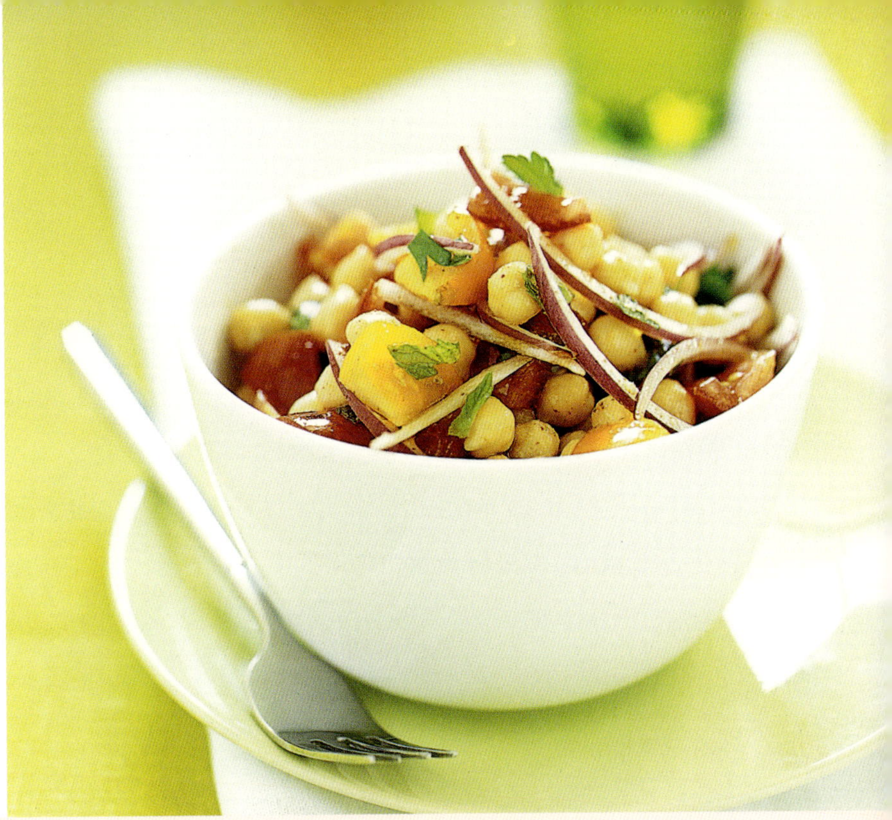

Vorbereitungszeit: 10 Minuten, plus Ruhezeit

4 Portionen

1 rote Zwiebel, fein geschnitten

2 Dosen Kichererbsen (800 g), abgespült und abgetropft

4 Tomaten, klein geschnitten

4 EL Zitronensaft

1 EL Olivenöl

1 Hand voll klein geschnittener Kräuter (z.B. Minze und Petersilie)

1 Prise Paprika

1 Prise gemahlener Kümmel

Salz und Pfeffer

1 Alle Zutaten in einer großen Schüssel (kein Metall) mischen und 10 Minuten beiseite stellen, damit die Aromen gut ziehen können, dann servieren.

kcal: **200 (840 kJ)**
Protein: **12 g**
Kohlenhydrate: **30 g**
Fett: **5 g**
GI: **N**

Ernährungstipp:
Kichererbsen sind eine hervorragende Ballaststoffquelle und dazu sehr reich an Magnesium und Folaten (B-Vitamine). Regelmäßiger Genuss kann das Risiko für Herzerkrankungen und Diabetes senken.

Diät**verstärker**

Chili kurbelt den Stoffwechsel an und stellt das Hungergefühl ab. Folglich sind Chilis eine hervorragende Ergänzung zu jedem Diätprogramm.

Tomaten mit Paprika-Chili-Salsa

Vorbereitungszeit: 10 Minuten, plus Ruhezeit

4 Portionen

4 Tomaten, fein gehackt

1 grüne Chilischote, fein gehackt

1 rote Paprika, ausgehöhlt, geputzt und sehr klein geschnitten

Geriebene Schale und Saft einer Limette

2 EL gehackte Petersilie

Alle Zutaten in einer kleinen Schüssel mischen und 10 Minuten durchziehen lassen, dann servieren.

kcal: **12 (50 kJ)**
Protein: **0,6 g**
Fett: **vernachlässigbar**
Kohlenhydrate: **2,6 g**
GI: **N**

Tag 2

Durchhalten ist bei einer Diät der Schlüssel zum Erfolg. Werfen Sie, bevor Sie heute anfangen, einen Blick auf den gestrigen Tag, und rekapitulieren Sie, was gut geklappt hat und was nicht. Überlegen Sie, warum manches nicht funktioniert hat, und wie verhindert werden kann, dass sich das wiederholt. Mit dieser Analyse kann man Diäterfolge leichter absichern, denn man geht nicht zweimal in dieselbe Falle.

Frühstück

150 ml ungesüßter Orangensaft

2 Scheiben Toast
Körner-, Gersten- oder Sojabrot mit 2 TL Ricotta-Frischkäse und 2 TL einer beliebigen Marmelade bestreichen, zum Beispiel Brombeere.

Zwischenmahlzeit

Protein-Shake
2 Messlöffel Molke-Protein-Pulver mit Wasser anrühren, 100 g Pfirsiche aus der Dose in eigenem Saft dazugeben. Ein Molke-Protein-Shake ist ein Getränk mit sehr wenig Fett und niedrigem GI, das man in Reformhäusern und manchen Supermärkten bekommt.

ALTERNATIV:

150 g fettarmer Fruchtjoghurt

Mittagessen

Kleine Schale fettarmes Hummus
125 g, dazu 3 Scheiben Roggen-Knäckebrot und Rohkost: Mohrrüben, Gurke, Staudensellerie und Cherrytomaten

Zwischenmahlzeit

50 g weiße Trauben

Abendessen

Spaghetti mit Tomatensoße und Hackfleischbällchen
(Rezept siehe Seite 43)

ALTERNATIV:

Spaghetti Bolognese
75 g gehacktes Puten- oder Hähnchenfleisch und eine 400-g-Dose fertige Tomaten-Nudelsoße. Mit 75 g Spaghetti (Trockengewicht) zubereiten.

Heute geht's **hoch hinaus**

Die Regel für heute lautet: Fahrstühle verboten. Treppensteigen ist ein gutes Training für den Körper, und auch wenn's abwärts geht, werden die Beinmuskeln gespannt. Treppensteigen verbrennt pro Minute 11 Kalorien (abwärts etwa 7). Nehmen Sie sich für heute 20 – 30 Minuten Treppensteigen vor.

Kalorienverbrauch: 220 – 330

Spaghetti mit Tomatensoße und Hackfleischbällchen

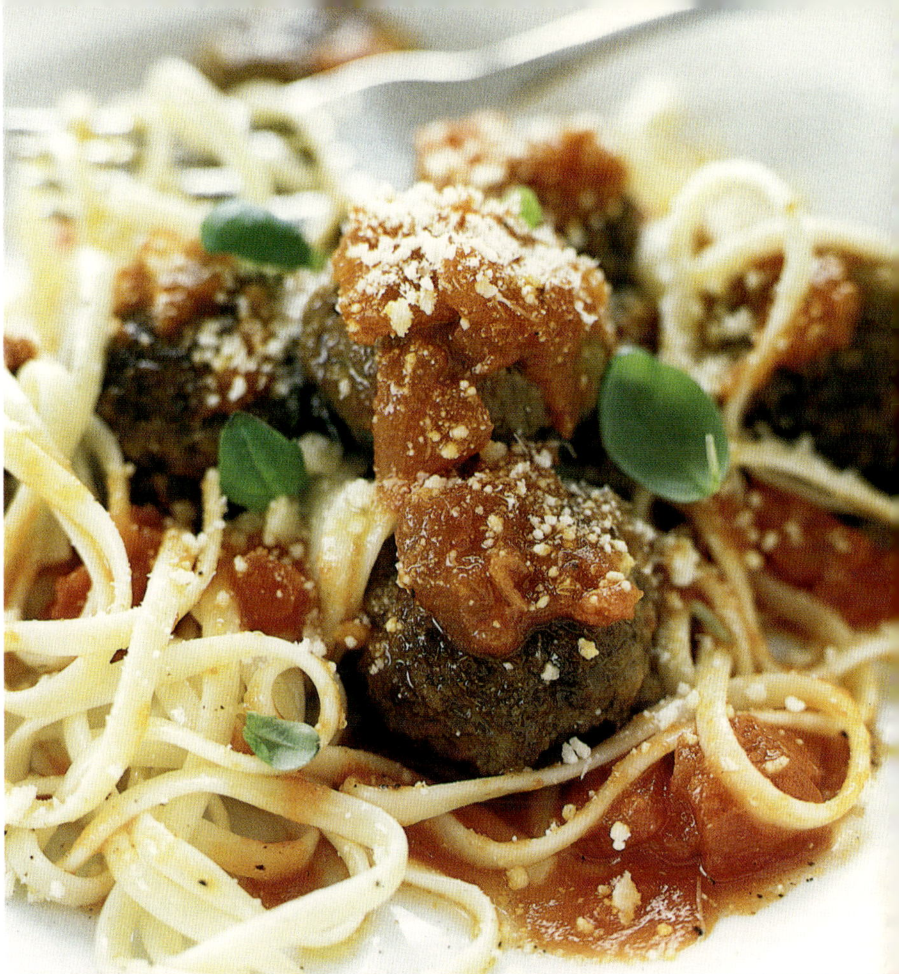

Vorbereitungszeit: 10 Minuten

Kochzeit: 20 Minuten

4 Portionen

375 g Spaghetti (Trockengewicht)

300 g Hackfleisch (vom Schwein)

1 Zwiebel

1 Knoblauchzehe, gepresst

1/2 TL Paprika

2 TL Tomatenmark

700 g passierte Tomaten (Passata)

Salz und Pfeffer

1 Die Spaghetti in leicht gesalzenem, kochendem Wasser 12 Minuten bzw. je nach Packungsangabe kochen.

2 In der Zwischenzeit das Gehackte, Zwiebeln, Knoblauch und Paprika vermischen, mit Salz und Pfeffer abschmecken und daraus 12 Bällchen formen.

3 Die Fleischbällchen in eine Grillpfanne legen und im vorgeheizten Grill etwa 6 – 7 Minuten lang unter gelegentlichem Wenden grillen, bis sie braun und durchgegart sind.

Schon gewusst?

Die traditionelle kohlenhydratreiche Ernährung kommt einer täglichen Einverleibung von zwei Tassen reinen Zuckers gleich. Bei einer GI-bewussten Ernährung ist die Zuckermenge bedeutend geringer.

4 Spaghetti abgießen, in eine Kasserolle füllen und Tomatenmark, passierte Tomaten und Fleischbällchen hinzugeben. Nach Geschmack mit Salz und Pfeffer würzen, gut erhitzen, servieren.

kcal: **486 (2041 kJ)**
Protein: **27 g**
Kohlenhydrate: **78 g**
Fett: **9 g**
GI: **N**

Ernährungstipp:
Passata ist Tomatenmus. Gekochte Tomaten liefern das wichtige Antioxidantium Lycopin, das erwiesenermaßen das Risiko von Lungen-, Prostata- und Hautkrebserkrankungen reduziert.

Tag 3

Langsam müssten die ersten positiven Auswirkungen des GI-bewussten Ernährungsprogramms zu spüren sein. Es fällt Ihnen sicher auf, dass die Stimmungsschwankungen vor oder nach dem Essen aufgehört haben, da Sie dem Körper das plötzliche Hochschießen und Absinken des Blutzuckerspiegels nicht mehr zumuten, was mürrisch und reizbar macht.

Frühstück

Kürbiskern-Aprikosen-Müsli
(Rezept siehe Seite 45)

150 ml ungesüßter Grapefruitsaft

ALTERNATIV:
Müsli
50 g eines beliebigen ungesüßten Müslis mit 150 ml entrahmter Milch oder Sojamilch

1/2 Grapefruit

Zwischenmahlzeit

1/2 Mango
mit 50 g fettarmem Hüttenkäse

Mittagessen

Sandwich mit Tunfisch
1 Scheibe Körner-, Gersten- oder Sojabrot mit 75 g Tunfisch aus der Dose (im Sud), gemischt mit einem Spritzer Zitronensaft und 1 TL fettarmer Mayonnaise, 1 Tomate in Scheiben und einer Hand voll Alfalfa-Sprossen

Dose oder Packung Linsensuppe
400 g

Zwischenmahlzeit

10 Mandeln

2 Satsumas oder Kiwis

Abendessen

Gegrillte Hähnchenbrust
150 g, dazu 50 g Couscous (Trockengewicht, Zubereitung nach Packungsangaben) und 175 g gegrilltes Gemüse. Probieren Sie eine Kombination aus Aubergine, roter Paprika, Zucchini und Zwiebeln.

Dancing Queen

Rufen Sie einen Frauenabend aus, und gehen Sie zu einem Salsa-, Flamenco- oder Discoabend oder einfach „abtanzen". Wer es privater mag, legt zu Hause die Lieblingsmusik auf und tanzt 20 – 30 Minuten im Haus umher. Musik spornt bei jeglicher Art von Bewegung wunderbar an. Untersuchungen zeigen, dass sich Training weniger anstrengend anfühlt, wenn es von schöner Musik begleitet wird.

Kalorienverbrauch: 100 Kalorien in je 10 Minuten

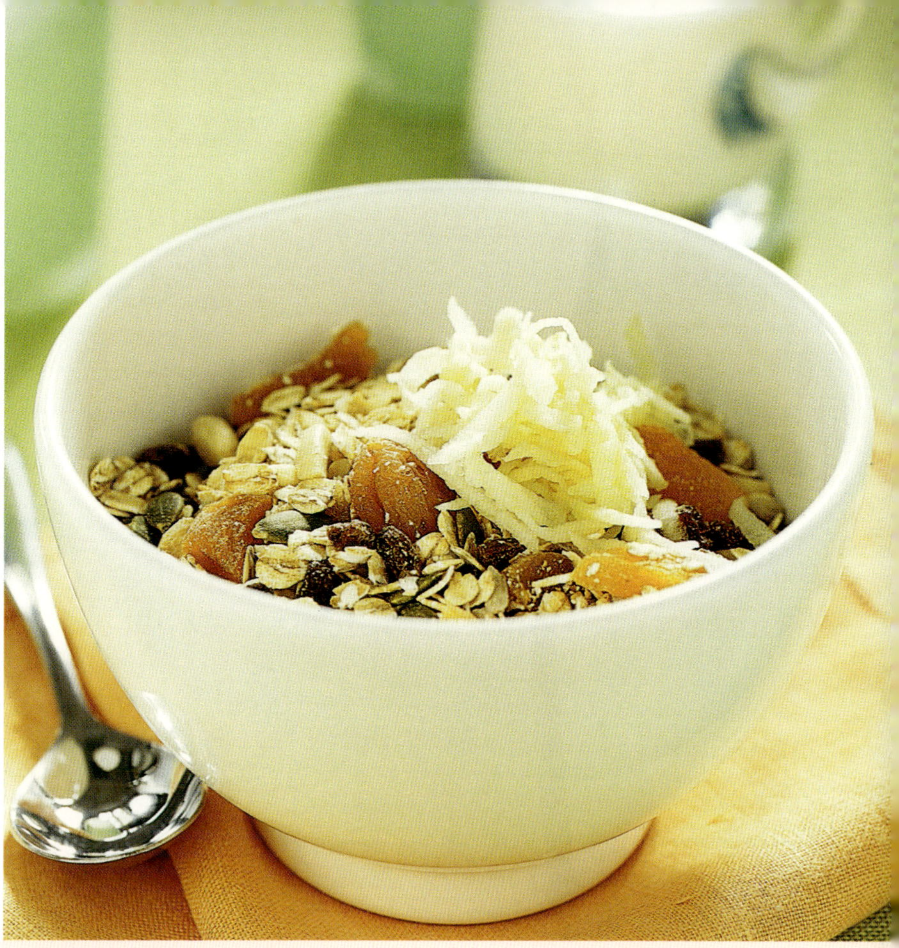

Kürbiskern-Aprikosen-Müsli

Tricksen erlaubt

Hunger während einer GI-Diät hat in der Regel psychologische Gründe (die Speisen haben einen hohen Sättigungsfaktor, daher ist ein echtes Hungergefühl selten). Der Grund ist meistens, dass die Portionen bei Flocken, Kartoffeln oder anderen stärkehaltigen Lebensmitteln kleiner sind, als man es gewöhnt war. Daher denkt man, man müsse hungrig sein, und ist es dann auch. Wenn es Ihnen so ergeht, nehmen Sie einfach einen kleineren Teller! Dieser sieht voll aus, und Sie werden sich satt fühlen!

Vorbereitungszeit: 10 Minuten

2 Portionen

50 g kernige Haferflocken

1 EL Sultaninen oder Rosinen

1 EL Kürbis- oder Sonnenblumenkerne

1 EL gehackte Mandeln

25 g getrocknete Aprikosen, klein geschnitten

2 EL Orangen- oder Apfelsaft

2 kleine Speiseäpfel, geschält und gerieben

3 EL entrahmte Milch oder Sojamilch

1 Die Flocken, Sultaninen oder Rosinen, Kerne, Mandeln und Aprikosen mit dem Fruchtsaft in eine Schüssel geben.

2 Die geriebenen Äpfel hinzugeben und alles vermischen. Die Milch dazugeben und servieren.

kcal: **340 (1428 kJ)**
Protein: **10 g**
Kohlenhydrate: **39 g**
Fett: **12 g**
GI: **N**

Ernährungstipp:
Wer kein Morgenmensch ist, kann das Müsli am Abend zuvor zubereiten. Führen Sie Schritt 1 aus, und stellen Sie die Mischung über Nacht in den Kühlschrank. Geben Sie die Äpfel und die Milch am nächsten Morgen hinzu. Außerdem bekommt das Müsli auf diese Weise eine weichere Konsistenz.

Tag 4

Die erste Woche ist zur Hälfte geschafft, und langsam beginnt der Insulinspiegel, sich auszutarieren. Der Körper hat begonnen, zur Energiegewinnung Fett zu verbrennen, und Sie haben mindestens 0,25 kg abgenommen. Stellen Sie sich aber trotzdem noch nicht auf die Waage. Konzentrieren Sie sich einfach nur auf die Tatsache, dass von nun an Tag für Tag Gewicht abgebaut wird.

Frühstück

50 g Kleieflocken
mit 150 ml entrahmter Milch oder Sojamilch und 1 in Scheiben geschnittene Banane

150 ml ungesüßter Grapefruitsaft

Zwischenmahlzeit

125 g Zaziki
mit 4 Selleriestangen

Mittagessen

Kräuter-Linsen-Salat mit Schinkenspeck
(Rezept siehe Seite 47)

ALTERNATIV:

Schneller Linsensalat
200 g Linsen aus der Dose abspülen und abtropfen lassen, mit 75 g magerem Schinken, 3 klein gehackten Frühlingszwiebeln, 1 EL gehackter Petersilie, einem Spritzer Zitronensaft vermischen und nach Belieben abschmecken.

Zwischenmahlzeit

Blaubeerdrink
150 ml Sojamilch, 150 g Sojajoghurt und 100 g Blaubeeren vermischen.

Abendessen

Pasta mit Muscheln
8 – 10 Muscheln pro Person in der Pfanne in ein wenig Zitronensaft und Öl aus dem Ölzerstäuber (siehe Ernährungstipp Seite 47) anbraten. Mit 50 g Fusilli-Nudeln pro Person auf einem Bett aus gemischtem grünem Salat mit Tomatenscheiben, roter Paprika und Gurke servieren.

ALTERNATIV:

Pasta mit Garnelen
Nehmen Sie 150 g Garnelen pro Person, wenn keine Muscheln zu bekommen sind. In etwas Zitronensaft und Knoblauch zubereiten.

Zirkel**training**

Machen Sie ein wenig Zirkeltraining. So wird die gesamte Muskulatur beansprucht, und durch die Vielfalt ist es nicht langweilig und ermüdend. Ein einfacher Zirkel könnte wie folgt aussehen: je 1 Minute Joggen auf der Stelle, Scherensprünge, Seilspringen, Treppensteigen und ein Sprint auf einer festgelegten Strecke. Machen Sie das Training im Garten oder in der Wohnung, und wiederholen Sie es, so oft Sie mögen.

Kalorienverbrauch: 50 pro Durchgang

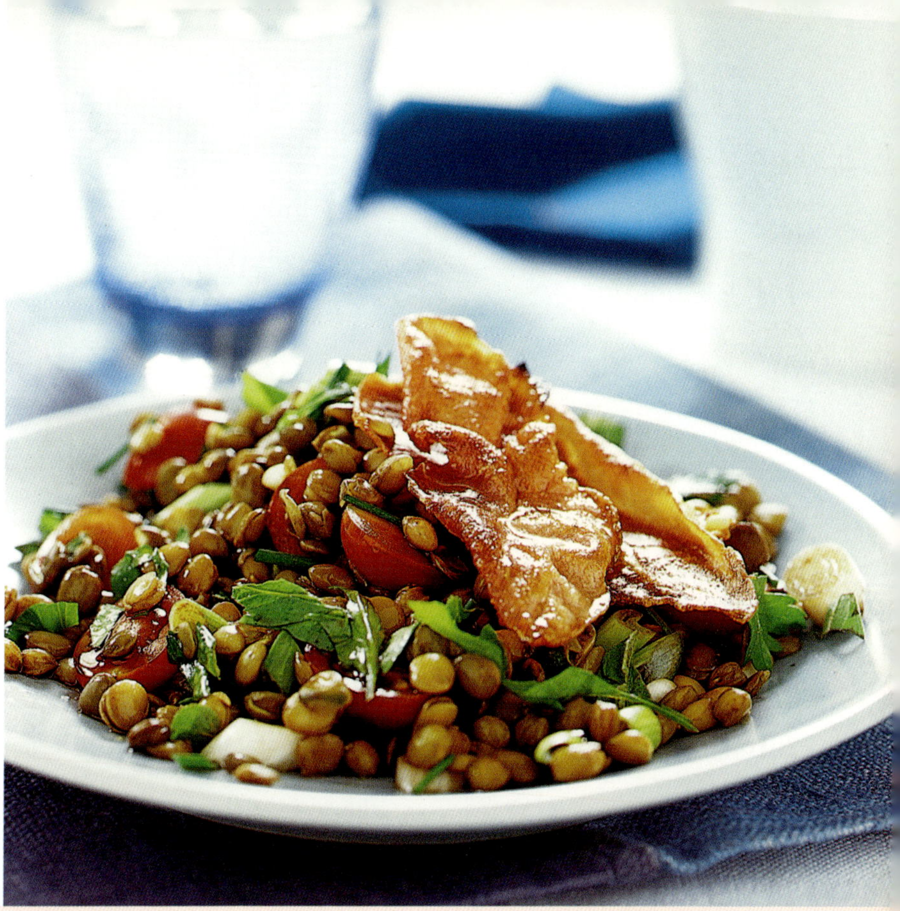

Kräuter-Linsen-Salat mit Schinkenspeck

Vorbereitungszeit: 10 Minuten

Kochzeit: 5 Minuten

4 Portionen

Ölspray (siehe Ernährungstipp)

1 Knoblauchzehe, gepresst

4 Frühlingszwiebeln

2 Dosen grüne Linsen (800 g) abspülen und abtropfen lassen

2 EL Balsamico-Essig

3 EL fein gehackte Kräuter (z.B. Petersilie, Oregano oder Basilikum)

125 g Cherrytomaten, halbiert

85 g Hinterschinken, in Streifen geschnitten

1 Eine beschichtete Pfanne mit Öl besprühen, Knoblauch und Frühlingszwiebeln hineingeben und 2 Minuten lang anbraten.

2 Linsen, Balsamico-Essig, Kräuter und Tomaten unter Rühren hinzugeben und beiseite stellen (falls das Gericht zur Arbeit mitgenommen wird, bis zum Essen in einem luftdichten Behälter aufbewahren).

3 Den Schinken knusprig anbraten, auf den Salat geben und servieren.

Schon gewusst?

Nur 30 Prozent des Zuckers, den wir aufnehmen, essen wir bewusst. Die übrigen 70 Prozent sind in verarbeiteten Lebensmitteln verborgen. Lesen Sie die Packungshinweise aufmerksam, und wählen Sie Marken ohne oder mit wenig Zucker aus.

Wenn Sie bei der Arbeit zu Mittag essen, wickeln Sie den gebratenen Schinken in Küchenpapier und Folie ein. Direkt vor dem Essen zum Salat geben.

kcal: **313 (1314 kJ)**
Protein: **24 g**
Kohlenhydrate: **27 g**
Fett: **12 g**
GI: **N**

Ernährungstipp:
Heute wird bei zwei Rezepten ein Ölspray verwendet. Besorgen Sie in einem Haushaltswarengeschäft eine Sprühflasche und füllen Sie sie zur Hälfte mit Olivenöl, dann mit Wasser auffüllen (nicht zu lange aufbewahren). Spritzen Sie die Pfanne immer damit ein, wenn Öl in einem Rezept zum Braten erforderlich ist, und sparen Sie dadurch Kalorien ein.

Tag 5

Mittlerweile wissen Sie den Sättigungsfaktor der Ernährung nach diesem Plan sicher schon zu schätzen, Heißhungerattacken oder Gelüste auf Süßes wie bei anderen Diäten bleiben aus. Säße die Kleidung nicht immer lockerer, könnte man glatt vergessen, dass es eine Diät ist!

Frühstück

Omelett
1 ganzes Ei und 3 Eiweiß verwenden. Das Omelett mit 50 g geriebenem fettarmem Cheddar füllen, dazu 1 gegrillte Tomate.

150 ml ungesüßter Obstsaft

ALTERNATIV:

Kalte Platte
25 g magerer Schinken, 25 g Käse, 1 Scheibe Tomate, 1 Scheibe dunkles Roggenvollkornbrot (oder Körner-, Soja- oder Gerstenbrot)

150 ml ungesüßter Orangen- oder Apfelsaft

Zwischenmahlzeit

1 Birne oder Apfel

25 g Kürbiskerne

Mittagessen

Tabbouleh-Salat
(Rezept siehe Seite 49) mit 100 g gekochtem Hähnchenfleisch in Scheiben

Zwischenmahlzeit

2 Scheiben Roggen-Knäckebrot
mit 50 g fettarmer Pastete bestrichen

50 g weiße Trauben

Abendessen

Kabeljau in Petersiliensoße
1 TL Butter in einer Pfanne mit 2 EL Weißwein zerlassen. Ein 75-g-Kabeljausteak mit einem EL gehackter Petersilie in der Pfanne pochieren. Würzen und mit 50 g Quinoa oder Buchweizen (nach Packungsangaben zubereiten) und Mohrrüben, Brokkoli und Kohl in unbegrenzter Menge servieren.

Training für die **grauen Zellen**

Gönnen Sie sich heute einmal eine Pause vom harten Sportprogramm, und machen Sie stattdessen ein wenig Yoga. Gehen Sie zu einem Yogakurs, oder leihen Sie ein Yogavideo aus. Yoga dehnt nicht nur die Muskeln, sondern beruhigt den Geist, und das ist besonders hilfreich, da Stress den Spiegel der Fett speichernden Hormone im Organismus ansteigen lässt.

Kalorienverbrauch: 150 – 600 pro Stunde

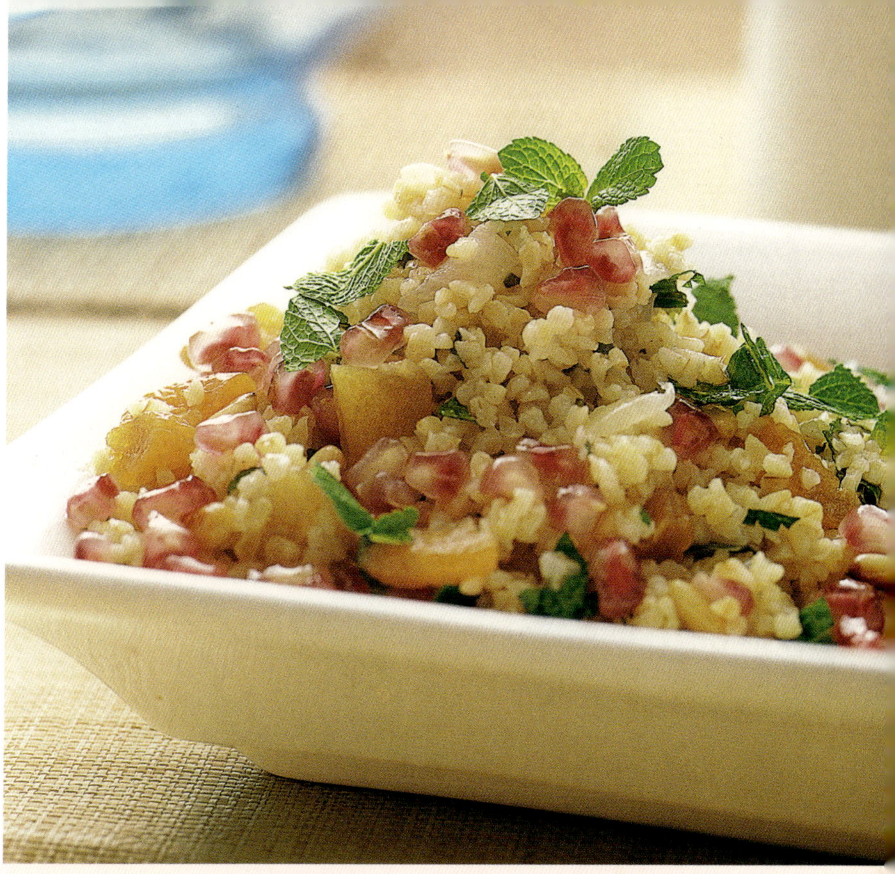

Tabbouleh-Salat

Vorbereitungszeit: 15 Minuten, plus Ruhezeit

4 Portionen

175 g Bulgur

300 ml Wasser

1 rote Zwiebel

3 gewürfelte Tomaten

$^1/_2$ Gurke, klein geschnitten

10 EL gehackte Petersilie

5 EL gehackte Minze

DRESSING

100 ml Zitronensaft

2 TL Olivenöl

Frisch gemahlener schwarzer Pfeffer

1 Den Bulgur in eine Schüssel geben. Das kochende Wasser darübergeben und 30 Minuten stehen lassen bzw. nach Packungsangaben zubereiten. Die Körner quellen auf und werden weich.

Diät**verstärker**

Grüner Tee passt wunderbar zu einer GI-Diät. Es ist erwiesen, dass er die Reaktion der Zellen auf Insulin steigert und den Kalorienverbrauch erhöht. Vier Tassen pro Tag erhöhen die Stoffwechseltätigkeit um 4 Prozent, was zu einem zusätzlichen Verbrauch von 65 Kalorien täglich führt – ohne jegliche Anstrengung! Das entspricht 6 Minuten Fahrradfahren.

2 Die Getreidekörner abgießen und auspressen, damit die überschüssige Flüssigkeit abläuft. In eine Salatschüssel geben. Zwiebel, Tomaten, Gurke, Petersilie und Minze hinzugeben und alles vermischen.

3 Alle Zutaten für das Dressing in ein verschließbares Gefäß geben, verschließen und gut schütteln. Über den Salat geben und gut durchmischen.

kcal: **193 (810 kJ)**
Protein: **5 g**
Kohlenhydrate: **36 g**
Fett: **3 g**
GI: **N**

Ernährungstipp:
Bulgur ist reich an B-Vitaminen, Eisen, Phosphor und Magnesium und zählt zu den nährstoffreichsten Getreidesorten. Ferner enthält er das herzschonende Vitamin E.

Tag 6

Wenn Sie die Diät an einem Montag angefangen haben, so beginnt heute das erste Wochenende mit Ernährungsplan. Lassen Sie sich nicht irritieren. Sie können das Wochenende genießen, auch wenn Sie die Diät befolgen. Denken Sie nicht, Sie machen die Diät zunichte, wenn Sie Essen gehen – aber bestellen Sie Ihr Essen gemäß den GI-Regeln, und essen Sie morgen wieder nach Plan.

Frühstück

Buchweizenpfannkuchen

(Rezept siehe Seite 51), dazu 1 in Scheiben geschnittene Banane und 1 Teelöffel Ahornsirup.

150 ml Sojamilch oder entrahmte Milch

Zwischenmahlzeit

1 Scheibe Toast

Körner-, Gersten- oder Sojabrot mit 1 EL Erdnussbutter

Mittagessen

Bohnensalat

(Rezept siehe Seite 51), dazu 100 g Tunfisch aus der Dose (im Sud), 8 kleine Mohrrüben und 5 Cherrytomaten

Zwischenmahlzeit

1 Apfel oder 1 Orange

Abendessen

Lachssteak

150 g, dazu 6 Stangen Spargel, die mit 25 g frisch geriebenem Parmesan bestreut und gegrillt werden, bis der Käse schmilzt und der Spargel leicht gebräunt ist. Mit 100 g jungen Kartoffeln und 75 g Erbsen servieren.

Körperliche **Ertüchtigung**

Heute: Inline-Skaten. Wenn es kalt ist oder Sie keine Rollerblades besitzen, gehen Sie stattdessen Eislaufen. Beides bringt die Muskeln am Po, den Oberschenkeln und dem Bauch in Form.

Kalorienverbrauch: 315 in 30 Minuten

Buchweizen-pfannkuchen

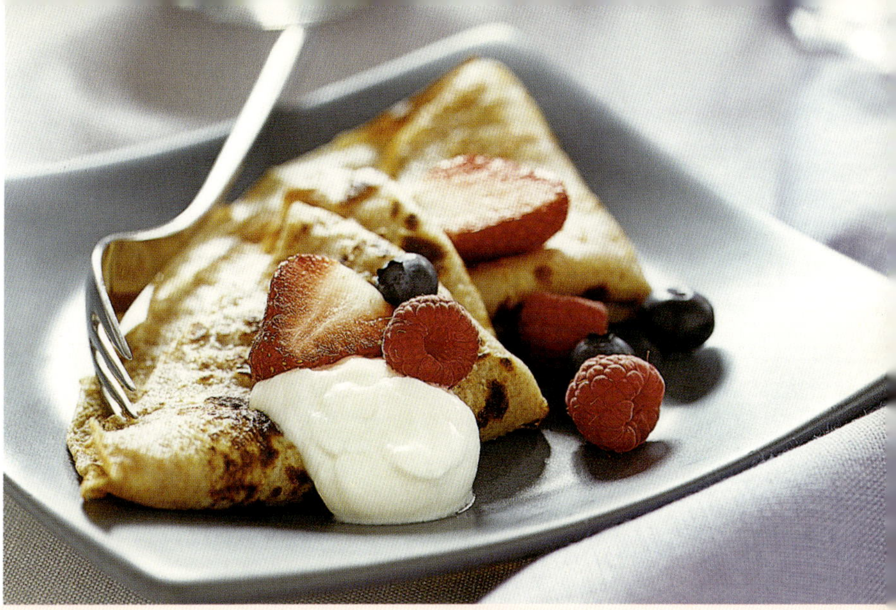

Vorbereitungszeit: 5 Minuten, plus Ruhezeit

Kochzeit: 25 Minuten

4 Portionen

50 g Vollkornmehl

50 g Buchweizenmehl

1 Ei

300 ml entrahmte Milch

8 TL Olivenöl

Frisches Obst zum Servieren

1 Das Mehl in eine Schüssel geben. Eier und Milch verquirlen und langsam zum Mehl hinzufügen. Zu einem flüssigen, glatten Teig verrühren. Ist die Masse zu dickflüssig, noch etwas Milch hinzugeben. 20 Minuten stehen lassen, dann erneut umrühren.

2 In einer beschichteten Pfanne 1 TL Öl erhitzen, dann 2 EL Teig in die Pfanne geben und verteilen. 2 Minuten backen, bis die Unterseite leicht braun ist, dann wenden und etwa 1 Minute von der anderen Seite backen.

3 Den Pfannkuchen im Ofen warm halten, während Sie den übrigen Teig verarbeiten (dazu Schritt 2 wiederholen).

kcal: 230 **(966 kJ)**
Protein: **7 g**
Kohlenhydrate: **13 g**
Fett: **5 g**
GI: **N**

Ernährungstipp:
Buchweizen ist eine wichtige Quelle für die Aminosäure Lysin. Der Körper kann sie nicht selbst herstellen, daher muss sie über die Nahrung zugeführt werden. Lysin wird zur Kalziumaufnahme benötigt und zur Bildung des gesunden Kollagens.

Tricksen erlaubt

Nicht vergessen: Naschen während des Kochens kann unerwünschte Kalorienzufuhr bedeuten und die Diät sabotieren. Kauen Sie bei der Essensvorbereitung zur Vorbeugung ein zuckerfreies Kaugummi.

Bohnensalat

Vorbereitungszeit: 10 Minuten

Kochzeit: 3 Minuten

1 Portion

75 g grüne Schnittbohnen

50 g rote Kidneybohnen aus der Dose

25 g Kichererbsen aus der Dose, abspülen und abtropfen

1/4 Zwiebel, fein gehackt

1 TL gehackter Koriander

1 TL Olivenöl

Salz und Pfeffer

1 Die grünen Bohnen in leicht gesalzenem Wasser 3 Minuten kochen, abgießen und unter fließendem kaltem Wasser abschrecken.

2 Die Bohnen mit den anderen Zutaten in einer Schüssel vermischen und servieren.

kcal: **161 (676 kJ)**
Protein: **7 g**
Kohlenhydrate: **20 g**
Fett: **6 g**
GI: **N**

Tag 7

Bergfest! Heute werden die Fortschritte begutachtet. Stellen Sie sich auf die Waage, oder prüfen Sie mit dem Maßband, wie viel und wo Sie abgenommen haben. Vergessen Sie nicht, dass das Abnehmen nicht der einzige bis jetzt erreichte Vorteil ist: Denken Sie an die gesteigerte Leistungsfähigkeit und die bessere Stimmung.

Frühstück

Warmes Frühstück
2 Scheiben Hinterschinken ohne Fett, gegrillte Pilze und Tomaten, 100 g weiße Bohnen in Tomatensoße aus der Dose und 1 Scheibe Gersten- oder Körnertoast

Zwischenmahlzeit

1 Orange oder 3 Satsumas

150 ml Glas entrahmte Milch oder Sojamilch

Mittagessen

Gebratenes zum Mittag
150 g gebratenes Hähnchen-, Rind- oder Schweinefleisch (ohne Haut, Kruste oder sonstiges Fett). Dazu zwei geröstete Süßkartoffeln, Mohrrüben, grüne Bohnen und beliebig viel Rosenkohl sowie 1 EL Bratensaft reichen.

Zwischenmahlzeit

2 Scheiben Zwieback
mit etwas Fruchtmus bestreichen.

Abendessen

Warmer Auberginensalat
(Rezept siehe Seite 53). Mit gegrilltem oder pochiertem Seezungen- oder Kabeljaufilet servieren (150 g). Dazu gibt es einen großen gemischten Salat mit fettarmem Dressing oder Zitronensaft und schwarzem Pfeffer.

Körperliche Aktivität macht **Spaß!**

Wählen Sie aus der Liste eine Betätigung aus, und verbrennen Sie durch Aktivität **150 Kalorien.**

- 40 Minuten Bowling
- 37 Minuten Autowaschen (von Hand)
- 60 Minuten Poolbillard spielen
- 23 Minuten Rasenmähen
- 30 Minuten mit dem Hund Gassi gehen
- 20 Minuten Fangen spielen
- 60 Minuten Schaufensterbummel
- 25 Minuten Tischtennis oder Badminton spielen

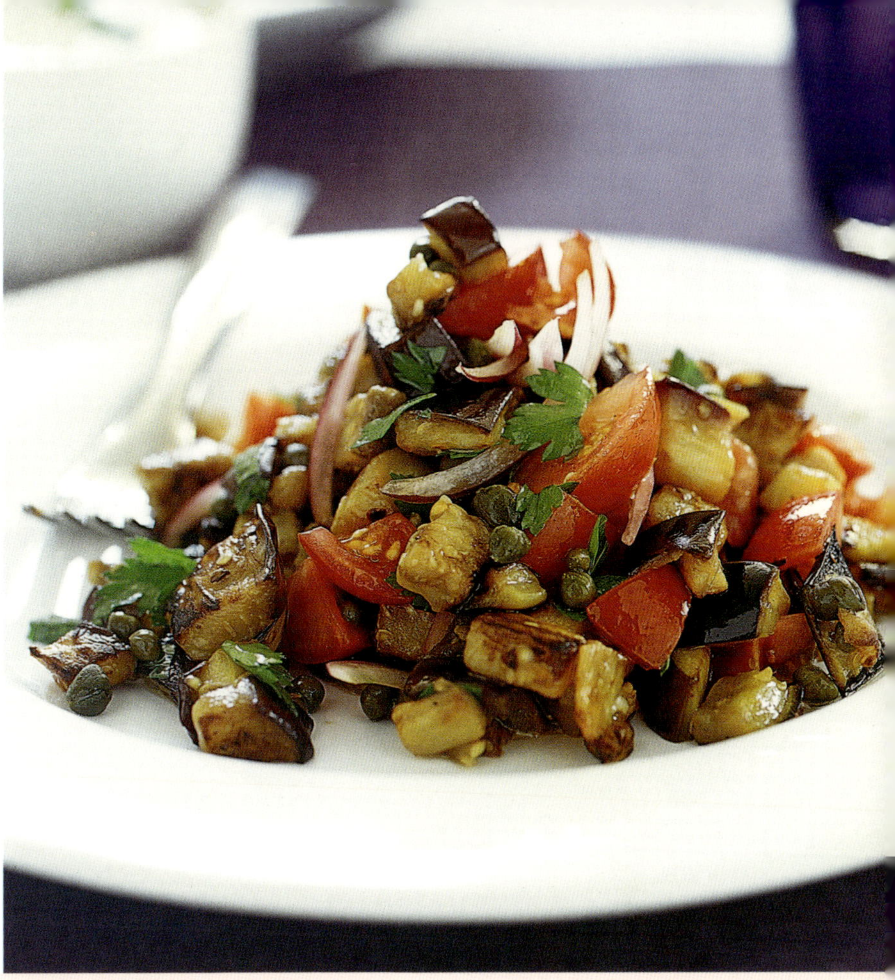

Warmer Auberginen-salat

Vorbereitungszeit: 10 Minuten, plus Abkühlzeit

Kochzeit: 10 Minuten

4 Portionen

2 EL Olivenöl

2 Auberginen, in kleine Würfel geschnitten

1 rote Zwiebel, sehr fein geschnitten

2 EL Kapern, grob gehackt

4 Tomaten, klein geschnitten

4 EL gehackte Petersilie

1 EL Balsamico-Essig

Salz und Pfeffer

1 Das Öl in einer beschichteten Pfanne erhitzen (oder Ölspray verwenden, siehe Ernährungstipp auf Seite 47). Auberginen dazugeben und 10 Minuten lang braten, bis sie goldbraun sind.

2 Zwiebel, Kapern, Tomaten, Petersilie und Essig hinzugeben und gut durchmischen. Je nach Geschmack leicht würzen. Vom Herd nehmen vor dem Servieren 10 Minuten abkühlen lassen.

kcal: **99 (416 kJ)**
Protein: **3 g**
Kohlenhydrate: **9 g**
Fett: **6 g**
GI: **N**

Ernährungstipp:
Auberginen sind gute Folsäurelieferanten und enthalten Krebs bekämpfende Antioxidantien. Sie nehmen leicht Öl auf, also aufgepasst beim Kochen.

Schon gewusst?

Schlafmangel erhöht die Insulinresistenz der Zellen und kann somit die Fetteinlagerung begünstigen. Das ist umso bedeutsamer, wenn man bedenkt, dass Müdigkeit einer der drei Hauptgründe ist, aus denen viele Menschen zuckerhaltige oder fettreiche Snacks verputzen. Schlafen Sie möglichst acht Stunden pro Nacht.

Tag 8

Inzwischen haben Sie sicher einen klaren Unterschied im Energiehaushalt erlebt. Sie müssten sich beim Aufwachen frisch fühlen und nachmittags oder in den frühen Abendstunden nicht mehr „durchhängen". Nutzen Sie die neu erlangte Spritzigkeit für Dinge, die Ihnen Spaß machen. Je aktiver Sie werden, desto schöner ist das Leben (und desto mehr nehmen Sie ab).

Frühstück

Wake-up-Drink
50 g Erdbeeren, 50 g Himbeeren, 150 ml Orangensaft und eine 0,5 cm dicke Scheibe Ingwer (geschält). Alles im Mixer verarbeiten.

2 Scheiben Toast
Körner-, Gersten- oder Sojatoast, jeweils mit 1 TL Erdnussbutter

Zwischenmahlzeit

125 g fettarmes Hummus
und 2 rohe Mohrrüben

Mittagessen

Cherrytomaten und Nudelsalat
50 g Penne-Nudeln (Trockengewicht) kochen, abkühlen lassen und mit 6 halbierten Cherrytomaten, 1/2 gelben Paprika (in Streifen geschnitten), 25 g Pinienkernen und 15 g geriebenem Parmesan mischen. Einen Spritzer Zitronensaft hinzugeben, nach Belieben abschmecken und mit Brunnenkresse servieren.

Zwischenmahlzeit

150 g fettarmer Joghurt

Abendessen

Gebratene Lammsteaks mit würzigen Flageoletbohnen
(Rezept siehe Seite 55), dazu 100 g Brokkoli und Zuckererbsen reichen.

ALTERNATIV:

Magere gegrillte Lammkoteletts
150 g, mit 75 g Mondbohnen aus der Dose, 100 g Brokkoli und Zuckererbsen und 1 TL Bratensaft

Trainieren Sie **intensiver!**

30 Minuten lang spazieren gehen, joggen, schwimmen oder Rad fahren – alle 2 Minuten für 30 – 60 Sekunden so schnell, wie Sie nur können, dann wieder 2 Minuten langsam und anschließend wieder spurten.

Kalorienverbrauch:
170 kcal beim Spaziergang, 260 kcal beim Schwimmen und 360 kcal beim Joggen oder Radfahren.

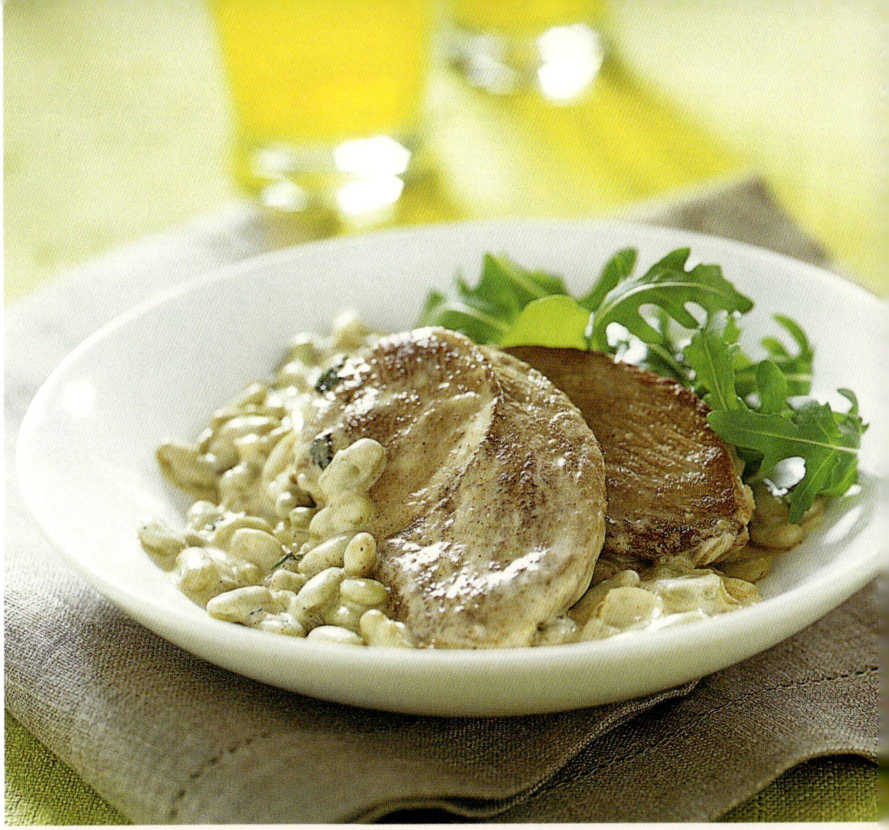

Gebratene Lammsteaks mit würzigen Flageolet-bohnen

Vorbereitungszeit: 10 Minuten, plus Marinieren

Kochzeit: 12 Minuten

4 Portionen

1/2 TL gemahlener Kümmel

1/2 TL gemahlener Koriander

1 Prise Chilipulver

1 EL Olivenöl

4 magere Lammsteaks

1 Zwiebel, in Scheiben geschnitten

1 Knoblauchzehe, gepresst

4 EL Zitronensaft

Flageoletbohnen aus der Dose (400 g), abgespült und abgetropft

1 EL gehackte Minze

2 EL fettarme Crème fraîche

1 Kümmel, Koriander, Chili und die Hälfte des Öls in einer Schüssel (kein Metall) mischen. Die Lammsteaks hinzugeben, in der Marinade wenden und 10 Minuten beiseite stellen.

2 Das übrige Öl in einer beschichteten Pfanne erhitzen, Zwiebel und Knoblauch hinzugeben und 3 – 4 Minuten anbraten und weichdünsten.

Tricksen erlaubt

Wenn Sie die Energie für die sportliche Betätigung einfach nicht aufbringen können, nehmen Sie eine Nase voll Pfefferminzöl oder essen Sie Pfefferminz, bevor es losgeht. Untersuchungen belegen, dass Sportler nach dem Inhalieren von Minzeduft schneller laufen, mehr Sit-ups machen und sich insgesamt stärker fühlen.

3 Lammsteaks und Marinade hinzugeben und die Steaks von jeder Seite 2 – 3 Minuten braten.

4 Zitronensaft, Flageoletbohnen, Minze und Crème fraîche hinzugeben und 1 Minute köcheln lassen, bis alles vollständig erhitzt ist.

kcal: **261 (1096 kJ)**
Protein: **26 g**
Kohlenhydrate: **16 g**
Fett: **12 g**
GI: **N**

Ernährungstipp:
Flageoletbohnen werden häufig als Kaviar unter den Bohnen bezeichnet. Sie sind klein, grün und gehören zur Familie der Gartenbohnen. Wie die meisten Bohnen sind sie reich an B-Vitaminen, Eisen und Kalium.

Tag 9

Mittlerweile sitzt die Kleidung in der Taille, auf der Hüfte und den Oberschenkeln sicher schon etwas lockerer, und wenn Sie die Sportaufgaben auch tatsächlich gemacht haben, müsste langsam eine gewisse Straffung der Bein-, Gesäß- und Bauchmuskulatur zu spüren sein. Richten Sie Ihre Aufmerksamkeit voll und ganz auf die Ziele, die Sie erreichen, und denken Sie immer daran, dass jeder weitere Tag ein Plus für Ihren Körper bedeutet.

Frühstück

Rührei
2 Eier mit ein wenig Milch verrühren und in etwas Butter anbraten. Auf einer Scheibe Körner-, Gersten- oder Sojatoast anrichten.

Zwischenmahlzeit

2 Kiwis oder 2 Hände voll Kirschen

Mittagessen

Krabben-Avocado-Burrito
Einen Vollkorn-Tortilla-Wrap mit etwas Salsa bestreichen. Mit 50 g Krabbenfleisch (frisch oder aus der Konserve) und den Scheiben von 1/2 Avocado füllen, einrollen. 200 g rote Kidneybohnen aus der Dose mit etwas zerdrücktem Knoblauch, Chilipulver, Zitronensaft und Olivenöl mischen, zu dem Wrap servieren.

Zwischenmahlzeit

Protein-Shake
(Rezept siehe Seite 42)

Abendessen

Herzhafte Linsen-Tomatensuppe
(Rezept siehe Seite 57). Dazu 100 g Körner-, Gersten- oder Sojabrot reichen.

ALTERNATIV:

Fertige Linsensuppe, Minestrone oder Gemüsesuppe
400 g, dazu wie oben Brot reichen.

Rückwärts bringt Sie **vorwärts**

Das Training im Fitnessstudio wird mit der Zeit langweilig. Gehen Sie heute auf dem Laufband einmal rückwärts! Halten Sie sich an den Griffen fest und gehen oder laufen Sie etwa 5 Minuten lang rückwärts – so werden bis zu 3 Prozent mehr Kalorien verbrannt, da man mehr Schritte macht. Wer sich auf dem Laufband unsicher fühlt, übt zunächst am Boden.

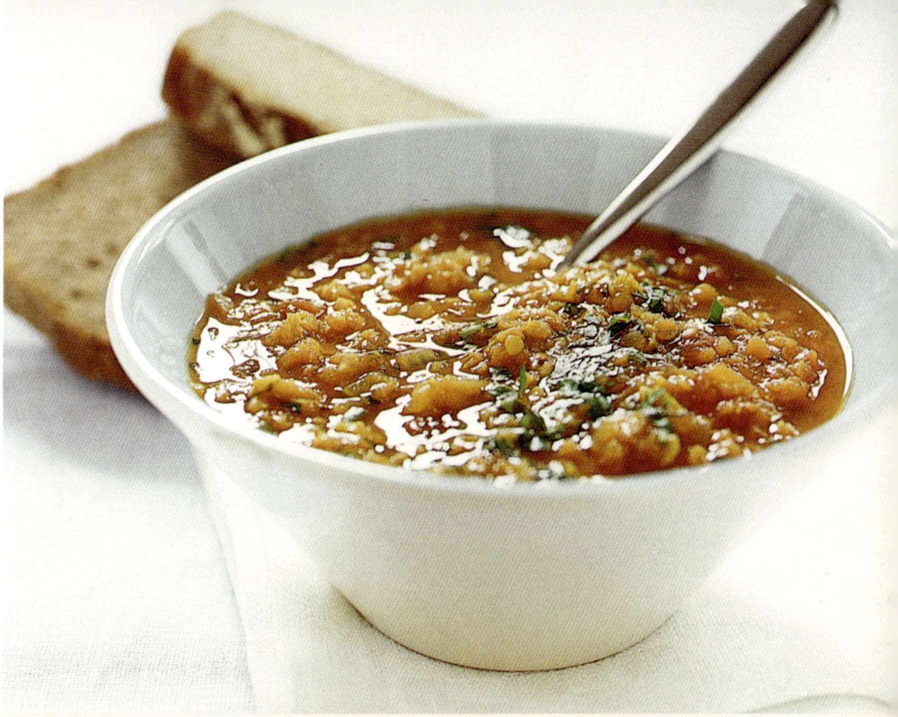

Herzhafte Linsen-Tomatensuppe

Vorbereitungszeit: 10 – 15 Minuten

Kochzeit: 40 – 50 Minuten

4 Portionen

250 g rote Linsen

1 EL Pflanzenöl

1 große Zwiebel, fein gehackt

1 Knoblauchzehe, fein gehackt

1 Stange Sellerie, fein gehackt

1 Dose Tomatenstücke (200 g), abgetropft

1/2 kleine grüne Chilischote, ohne Samenkörner und fein gehackt

1/2 TL Paprika

1/2 TL Harissa-Paste

1/2 TL gemahlener Kümmel

600 ml Gemüsebrühe oder Wasser

Salz und Pfeffer

1 TL gehackter Koriander

1 Die Linsen in eine Schüssel Wasser geben. Das Öl in einer großen Kasserolle erhitzen und Zwiebeln, Knoblauch und Sellerie auf schwacher Hitze anbraten und weich dünsten.

2 Die Linsen abtropfen lassen und mit den Tomaten zum Gemüse in die Pfanne geben. Gut durchmischen. Chili (falls verwendet), Paprika, Harissa-Paste, Kümmel und Gemüsebrühe dazugeben und mit Salz und Pfeffer abschmecken. Die Pfanne zudecken und 30 – 40 Minuten köcheln lassen, bis die Linsen weich sind. Wenn die Suppe zu dickflüssig wird, etwas mehr Wasser oder Gemüsebrühe zugießen.

Diät**verstärker**

Trinken Sie genug Wasser? Dehydrierung verursacht nicht nur starken Durst, den manche mit Hunger verwechseln, sie verlangsamt darüber hinaus den Stoffwechsel. Wer ausreichend mit Flüssigkeit versorgt ist, verbrennt etwa 2 – 3 Prozent mehr Kalorien.

3 Die Linsensuppe sofort in vorgewärmten Suppentassen servieren; mit gehacktem Koriander verzieren.

kcal: **288 (1210 kJ)**
Protein: **18 g**
Kohlenhydrate: **28 g**
Fett: **2 g**
GI: **N**

Ernährungstipp:
Suppen sind ein hervorragendes Diätgericht, denn die Kombination aus Flüssigkeit und Ballaststoffen macht satt. Diese Suppe passt sehr gut, denn sie enthält Linsen (machen besonders satt) und Chili (kurbelt den Stoffwechsel an).

Tag 10

Haben Sie bemerkt, dass Sie bis jetzt mit diesem Diätplan mehr Obst und Gemüse gegessen haben, als ein Durchschnittsmensch in zehn Wochen verspeist? Ihnen kommen also nicht nur die gesundheitsförderlichen Wirkungen der GI-bewussten Ernährung zugute, sondern Sie schöpfen die Kraft der Nährstoffe und Antioxidantien in frischem Obst und Gemüse voll aus – kein Wunder, dass Sie schon besser aussehen und sich wohler fühlen.

Frühstück

1 Schüssel Porridge
(Rezept siehe Seite 40). 25 g Sultaninen und 1/2 Apfel, fein geschnitten, hinzugeben und gut mischen.

150 ml ungesüßter Orangen- oder Grapefruitsaft

Zwischenmahlzeit

1 Scheibe Körner-, Gersten- oder Sojabrot
belegt mit 25 g Tunfisch (im Sud)

Mittagessen

Garnelen-Rohkostsalat
100 g geschälte Garnelen mit 1 EL fettreduzierter Mayonnaise und geraspeltem Weißkohl, Mohrrüben und roten Zwiebeln in unbegrenzter Menge mischen. Dazu 1 kleines Vollkorn-Pitabrot

Zwischenmahlzeit

10 Oliven

5 Mandeln

Abendessen

Gegrillter Vorderschinken mit Linsen
(Rezept siehe Seite 59). Mit Brokkoli und grünen Bohnen servieren.

ALTERNATIV:

Gegrillter Vorderschinken
150 g, dazu 75 g Linsen aus der Dose mit einem Spritzer Zitronensaft und ein wenig gehackten Kräutern sowie grünem Gemüse in unbegrenzter Menge

Badenixen

Ihr heutiges Ziel lautet: 30 Minuten schwimmen. Der Schwimmstil ist dabei nicht wichtig. Man verbrennt beim schnellen Kraulen genauso viele Kalorien wie beim Laufen, aber es fühlt sich leichter an, da der Körper nicht gegen die Schwerkraft kämpfen muss.

Kalorienverbrauch: 200 – 360

Gegrillter Vorderschinken mit Linsen

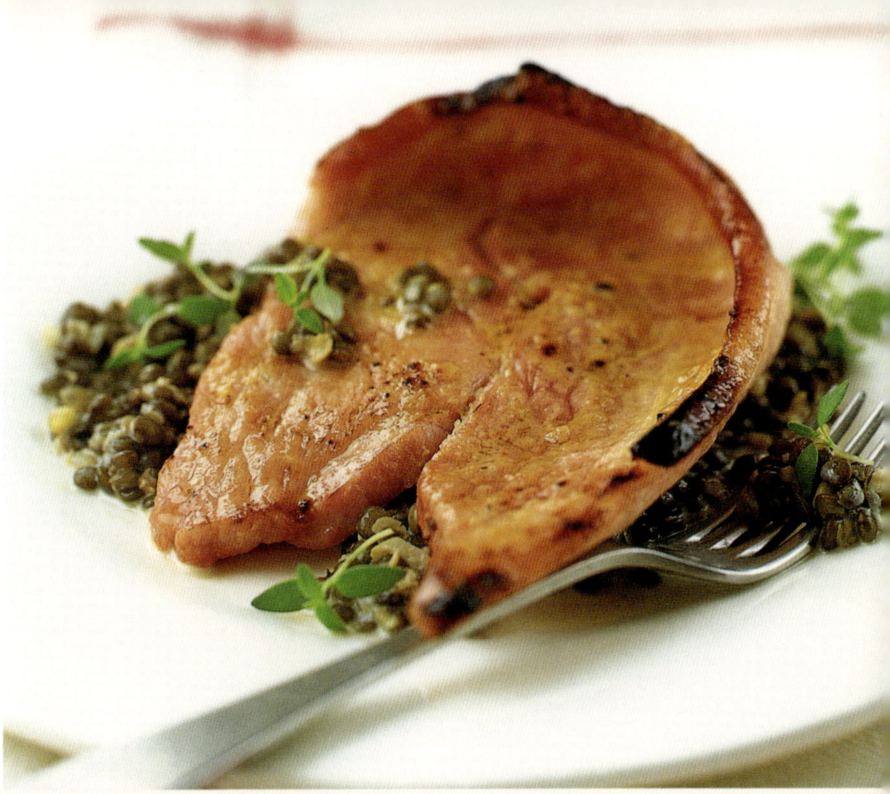

Vorbereitungszeit: 8 Minuten

Kochzeit: 35 – 30 Minuten

4 Portionen

125 g Puy-Linsen

50 g Butter

2 Schalotten

1 Knoblauchzehe, fein gehackt

2 Thymianzweige, zerpflückt

1 TL Kümmelkörner

4 TL Dijonsenf

2 TL klarer Honig

4 Scheiben Vorderschinken, je 150 g

125 ml trockener Apfelwein

75 ml Sahne

Salz und Pfeffer

1 Die Linsen in eine Pfanne geben, mit kaltem Wasser bedecken. Zum Kochen bringen und 20 Minuten bei mittlerer Temperatur kochen lassen.

2 In der Zwischenzeit die Butter in einer Bratpfanne zerlassen und Schalotten, Knoblauch, Thymian und Kümmelkörner unter häufigem Rühren 10 Minuten lang braten.

3 Senf und Honig verquirlen und nach Belieben mit Salz und Pfeffer abschmecken. Die Vorderschinkenscheiben damit bestreichen und von jeder Seite 3 Minuten lang grillen, bis sie goldfarben und gar sind. Warm halten.

4 Die Linsen abtropfen und zu den Schalotten in die Pfanne geben. Den Apfelwein angießen, zum Kochen bringen und so lange Einkochen, bis die Menge ungefähr 4 EL beträgt. Die Sahne einrühren, alles gut erhitzen und nach Belieben mit Salz und Pfeffer abschmecken. Zu den Vorderschinkenscheiben servieren, mit Thymianblättern garnieren.

Schon gewusst?

Menschen, die sich GI-bewusst ernähren, haben einen niedrigeren Blutdruck als Menschen, deren Speisezettel für hohe GI-Werte sorgt.

kcal: **410 (1764 kJ)**
Protein: **22 g**
Kohlenhydrate: **35 g**
Fett: **21 g**
GI: **N**

Ernährungstipp:
Vorderschinken enthält ebenso viel Fett wie Hähnchenbrust ohne Haut, daher ist er gesund – solange man den Fettrand entfernt und nur leicht gesalzenen Schinken kauft. Er ist auch reich an Energie spendenden B-Vitaminen und enthält geringe Mengen an Eisen.

Tag 11

Die positiven Auswirkungen der GI-Diät sind Ihnen mittlerweile sicher aufgefallen. Wer eine empfindliche Haut hat, bemerkt möglicherweise, dass sie nicht mehr so heftig reagiert. Da Sie auf Entzündungen verursachenden Zucker verzichten, sieht die Haut sicherlich glatter und jünger aus. Und schließlich tun Sie auch für Haare und Nägel etwas Gutes, indem Sie Proteine vielfältiger Herkunft zu sich nehmen.

Frühstück

Hüttenkäse mit Obst

100 g fettarmen Hüttenkäse mit 1 Banane, 1 Birne (beides klein geschnitten), einer Hand voll Beeren und 1/2 Mango vermischen. Dazu eine Scheibe getoastetes Früchtebrot.

Zwischenmahlzeit

2 Scheiben Roggen-Knäckebrot

belegt mit 1 TL Hummus und einer Tomate in Scheiben.

Mittagessen

Hähnchen mit Eisbergsalat

125 g gegrilltes Hähnchenfleisch und Eisbergsalat in unbegrenzter Menge mit 1 EL fettarmem Salat-Dressing mischen, 15 g geriebenen Parmesan darüberstreuen.

Minestrone, Tomaten- oder Linsensuppe aus der Dose oder Packung

400 g

Zwischenmahlzeit

2 Satsumas

Abendessen

Lachs-Teriyaki auf Reisnudeln

(Rezept siehe Seite 61), dazu Bok Choy (gedünstet) in beliebiger Menge.

ALTERNATIV:

Gegrilltes Lachssteak

175 g, dazu 50 g Eiernudeln (Trockengewicht), nach Packungsangaben zubereiten, Bok Choy nach Belieben und 1 TL süße Chilisoße.

Öfter mal **was Neues**

Probieren Sie mal einen anderen Fitnesskurs aus. In Step-, Spinning- oder Kickboxing-Kursen verbrennt man viele Kalorien, während Training mit Gewichten, Pilates-Gymnastik oder Bodybuilding gut sind für die Körperspannung. Wer nicht ausgehen kann oder will, leiht sich ein Sportvideo aus: Für Sport nach einem Salsa-, Kunstkampfsport-, Tae-Bo- oder einfach einem Aerobicvideo braucht man keine besondere Ausrüstung.

Kalorienverbrauch: 400 – 600 pro Stunde bei den Kalorienkillern, 150 – 300 bei den Übungen für die Muskelspannung

Lachs-Teriyaki auf Reisnudeln

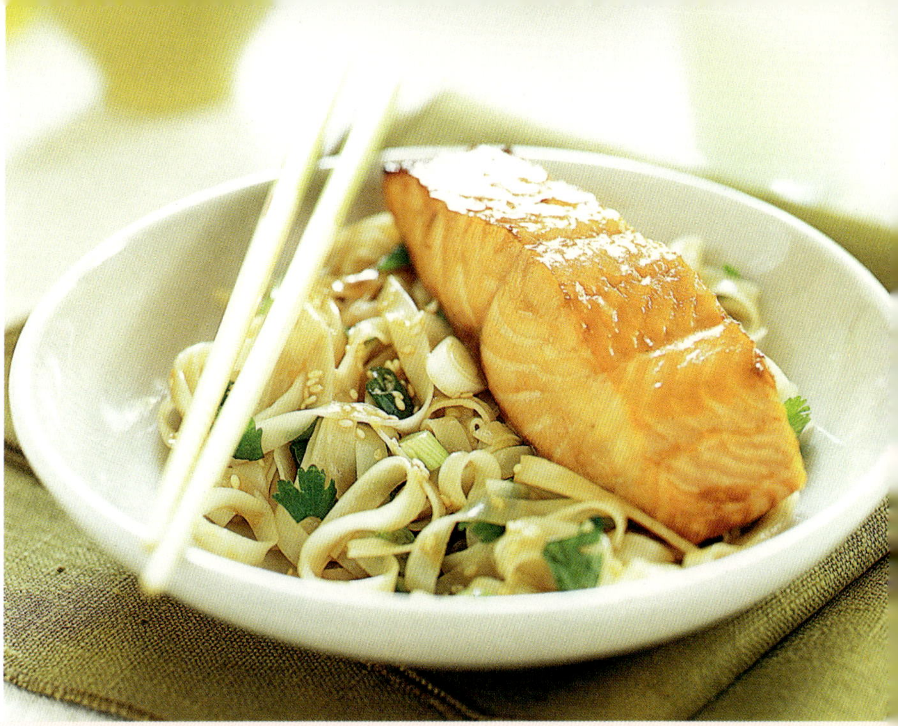

Vorbereitungszeit: 10 Minuten, plus Zeit zum Marinieren

Kochzeit: 12 Minuten

4 Portionen

4 Lachsfilets ohne Haut, je etwa 125 g

2 EL Sojasoße

1 EL trockener Sherry

2 EL brauner Zucker

2 Knoblauchzehen, gepresst

1 TL geriebene frische Ingwerwurzel

1 EL Sesamöl

2 EL Wasser

2 EL Sesamsamen

2 Frühlingszwiebeln, gehackt

250 g Reisnudeln (Trockengewicht), nach Packungsangaben zubereitet

3 EL gehackte Korianderblätter

1 Den Lachs in eine mit Folie ausgelegte Bratform legen. Sojasoße, Sherry, Zucker, Knoblauch, Ingwer sowie die halbe Menge von Öl und Wasser vermischen. Den Lachs mit der Hälfte der Marinade bepinseln, 10 Minuten beiseite stellen.

Diät**verstärker**

Goldene Abnehmregel: niemals die Portionsgröße schätzen. Man neigt generell dazu, doppelt so viel zu nehmen, wie man braucht, und so kommen ein paar hundert Kalorien täglich zusammen. Wiegen Sie die Portionen immer ab, und denken Sie im Restaurant daran, dass der „Proteinlieferant“ nicht größer sein sollte als Ihre Handfläche und die Portion „Kohlenhydratlieferant“ das Volumen eines halben Tennisballs haben sollte.

2 Den Lachs im vorgeheizten Grill etwa 5 – 6 Minuten garen. Nach der Hälfte der Zeit wenden und mit ein wenig Marinade bepinseln.

3 In der Zwischenzeit das übrige Öl in einer Kasserolle erhitzen, Sesamsamen und Frühlingszwiebeln hinzugeben und 1 Minute lang anbraten. Die Nudeln und die restliche Marinade hinzufügen und gut erhitzen. Koriander einrühren. Den Lachs auf einem Nudelbett anrichten.

kcal: **504 (2117 kJ)**
Protein: **30 g**
Kohlenhydrate: **50 g**
Fett: **20 g**
GI: **N**

Ernährungstipp:
Lachs ist ausgezeichnet als Quelle für die Vitamine A und E und essenzielle Fettsäuren, die man für einen gesunden Körper braucht.

Tag 12

Sie sind auf der Zielgeraden, und der Körper sollte nun so langsam die Kontrolle über seinen Insulinspiegel zurückgewinnen. Daher ist heute Genuss angesagt. Wählen Sie heute Nachmittag eine der Leckereien aus, und schwelgen Sie, genießen Sie!

Frühstück

Walnuss-Bananen-Morgentrunk
(Rezept siehe Seite 63)

Flocken
25 g ganze Kleieflocken mit 150 ml entrahmter Milch und 50 g Beeren.

ALTERNATIV:

150 ml ungesüßter Orangen-, Grapefruit- oder Preiselbeersaft

Flocken
25 g grobe Kleieflocken mit 150 ml entrahmter Milch, 50 g Beeren und 15 g gehackten Walnüssen

Zwischenmahlzeit

125 g Zaziki
und 2 rohe Mohrrüben

Mittagessen

Belegtes Sandwich
1 Scheibe Körner-, Gersten- oder Sojabrot, mit etwas Senf bestrichen und mit 50 g Schinken und 50 g Hähnchen- oder Truthahnbrustscheiben (gekocht) belegt. Mit Tomatenscheiben, Gurke und Salat oder Alfalfasprossen krönen.

Bohnensalat
(Rezept siehe Seite 51)

Zwischenmahlzeit

Das freut den Gaumen
Sie haben die Wahl: 1 Zartbitter- oder Vollmilch-Schokoriegel zu 30 g oder 2 Kugeln fettarmes Speiseeis bzw. gefrorenen Joghurt oder aber 2 Schokoladenkekse.

Abendessen

Steak oder Seezunge
150 g Filetsteak oder Seezungenfilet, gegrillt, dazu 75 g Süßkartoffeln (geröstet, als Kartoffelbrei oder Pommes frites) und 75 g Erbsen

Gewichtheben

Die sportliche Aktivität für heute besteht aus Gewichtheben im Fitnessstudio. Wer sich nicht auskennt, lässt sich von den Fitnesstrainern einweisen. Gewichtheben erhöht nicht nur die Muskelspannung, es wirkt auch muskelbildend, und das verbrennt Kalorien, selbst wenn man stillsitzt.

Kalorienverbrauch: 150 bei 30 Minuten.

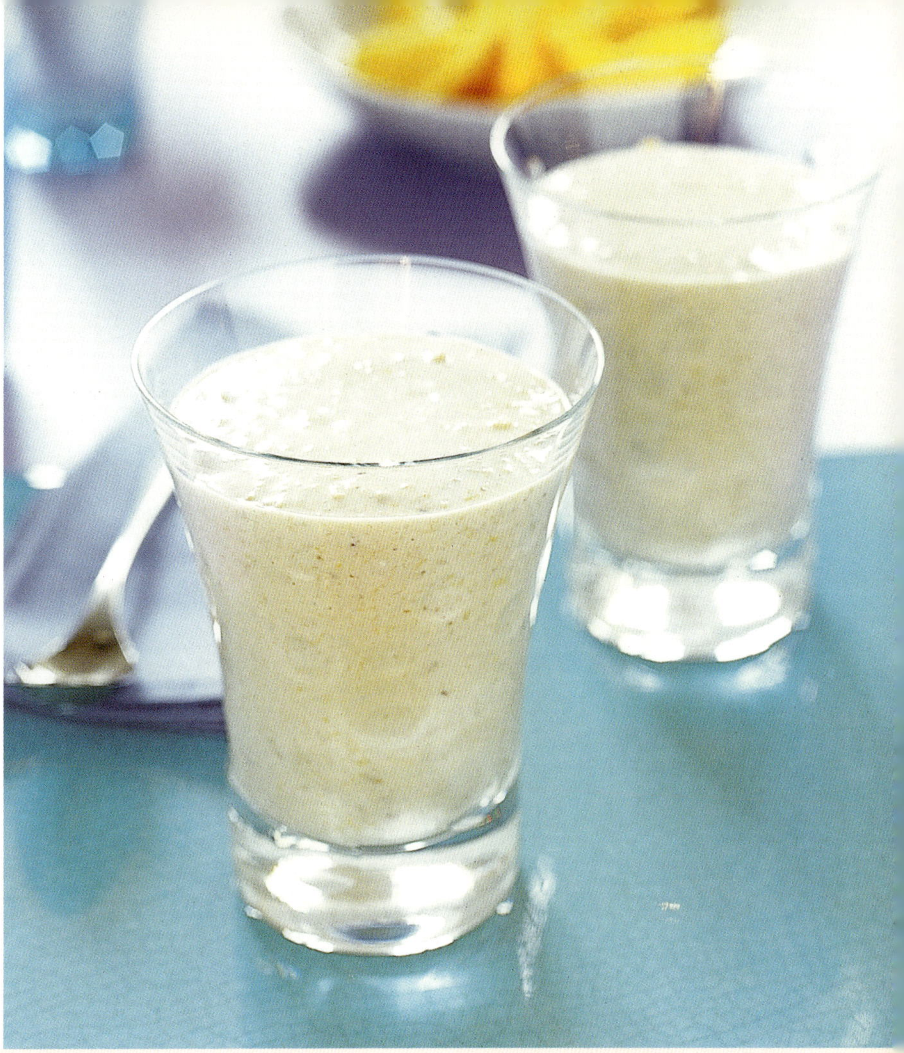

Walnuss-Bananen-Morgentrunk

Tricksen erlaubt

Torpedieren Sie Ihre Diäten üblicherweise durch Essen aus Langeweile, Müdigkeit oder Frust? Sagen Sie bei der nächsten Heißhungerattacke zu sich selbst: Ein heißes Bad oder ein Plauderstündchen mit Freunden bauen mich viel mehr auf als dieses Essen. Als Wissenschaftler der Case Western University in Chicago Probanden aufforderten, diese Taktik anzuwenden, sank der Snackkonsum.

Vorbereitungszeit: 10 Minuten

2 Portionen

Die Schnitze von 1 Orange

1 Banane

150 ml Sojamilch oder entrahmte Milch

150 g Soja- oder Naturjoghurt

25 g Walnussstückchen

1 TL klarer Honig

Alle Zutaten in die Küchenmaschine oder den Mixer geben und zu einer schaumigen Creme verarbeiten, in zwei Gläser gießen und servieren.

kcal: **265 (1113 kJ)** *(bei entrahmter Milch)*, **273 (1146 kJ)** *(bei Sojamilch)*
Protein: **10 g**
Kohlenhydrate: **35 g**
Fett: **11 g** *(entrahmte Milch)*,
13 g *(Sojamilch)*
GI: **N**

Ernährungstipp:
In Soja sind Nährstoffe namens Phytoöstrogene, die nachweislich den Hormonspiegel in Einklang bringen. Für Frauen können Sie das Brustkrebsrisiko verringern und Beschwerden in den Wechseljahren lindern.

Tag 13

Vielleicht überrascht es Sie, dass dieser Morgen mit einem Frühstück beginnt, bei dem alles warm zubereitet wird, aber alles daran hat einen niedrigen GI. Sie können es also essen und trotzdem abnehmen. Geben Sie damit einem weiteren Aktivwochenende mehr Power.

Frühstück

Warmes Frühstück

1 gekochtes oder pochiertes Ei, 1 Streifen magerer Schinken oder ein fettarmes Würstchen, jeweils gegrillt, 125 g weiße Bohnen in Tomatensoße (Dose) und 3 gegrillte Pilze

150 ml ungesüßter Orangensaft

Zwischenmahlzeit

100 g Erdbeeren

Mittagessen

Falafel-Salat

6 gegrillte Falafel-Bällchen, dazu einen großen Salat: Rukola, Bohnensprossen, Tomaten, 1/2 Avocado und grüne Paprika

Zwischenmahlzeit

Käse und Trauben

50 g Edamer oder fettarmer Cheddar und 100 g rote Trauben

Abendessen

Hähnchen aus dem Bräter mit Perlgraupen

(Rezept siehe Seite 65)

ALTERNATIV:

Gegrilltes Hähnchen mit Nudeln

150 g gegrillte Hähnchenbrust, dazu 50 g Fusilli-Nudeln (Trockengewicht) oder 50 g Linsen (Trockengewicht), nach Packungsangaben zubereitet, dazu ein großer gemischter Salat

Abenteuer

Schwingen Sie sich einmal auf die Ski, gehen Sie klettern, wenn eine Kletterwand in der Nähe ist, oder suchen Sie das große Glück der Erde auf dem Rücken der Pferde. Wenn man etwas Neues lernt, hat man nicht das Gefühl, Sport zu treiben. Achtung: Gute Anleitung ist hier wichtig!

Kalorienverbrauch: 400 – 600 pro Stunde.

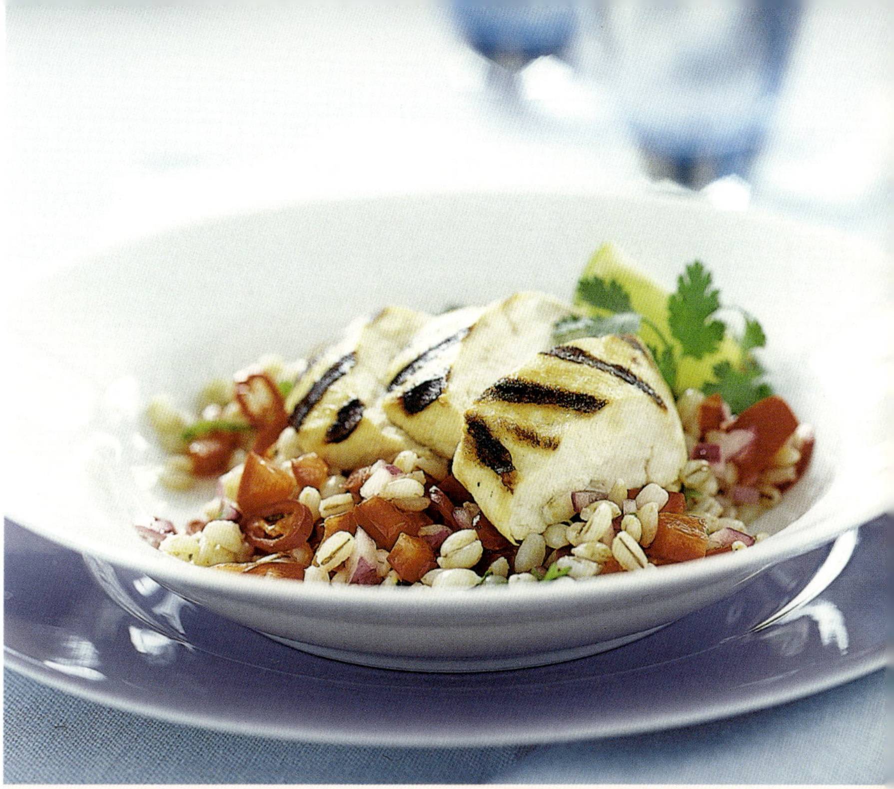

Hähnchen aus dem Bräter mit Perlgraupen

Vorbereitungszeit: 50 Minuten

Kochzeit: 10 Minuten

4 Portionen

4 Hähnchenbruststücke ohne Knochen und Haut

1 EL Olivenöl

125 g Perlgraupen, nach Packungsangaben zubereitet

1 rote Zwiebel, sehr klein geschnitten

1 rote Chilischote, fein gehackt

4 EL gehackte Korianderblätter

Geriebene Schale und Saft von 2 Limetten

1 rote Paprika, ausgehöhlt und klein geschnitten

Salz und Pfeffer

ZUM GARNIEREN

Gehackte Petersilie

Limettenschnitze

1 Die Hähnchenteile mit etwas Öl bestreichen. Den Bräter vorheizen und das Fleisch von beiden Seiten je 4 – 5 Minuten goldbraun – und vollständig gar – braten. Jedes Stück in 4 Scheiben schneiden.

Diät**verstärker**

Seien Sie unruhig! Mit den Fingern trommeln, mit den Beinen wippen, treppauf und treppab laufen, um Dinge zu holen – alles verbrennt Kalorien, und zwar so viele, dass – laut Forschern der Mayo Clinic in den Vereinigten Staaten – Zappelphilippe bis zu 800 Kalorien mehr pro Tag verbrennen als Menschen, die still sitzen. Machen Sie es sich zur Gewohnheit, niemals in völliger Ruhe zu verharren.

2 Das restliche Öl unter die Graupen rühren, Zwiebel, Chili, Koriander, Limettenrinde und -saft und die rote Paprika hinzugeben. Mit Salz und Pfeffer abschmecken und gut mischen.

3 Das Fleisch auf den Graupen anrichten, mit Petersilie und Limettenschnitzen garnieren.

kcal: **360 (1512 kJ)**
Protein: **40 g**
Kohlenhydrate: **30 g**
Fett: **10 g**
GI: **N**

Ernährungstipp:
Perlgraupen müssen zwar lange kochen, aber die Mühe lohnt sich wegen der positiven Ernährungsaspekte. Sie liefern lösliche Ballaststoffe und können zur Senkung des Cholesterinspiegels beitragen. Außerdem enthalten Graupen B-Vitamine, Eisen und andere essenzielle Vitamine.

Tag 14

Heute ist der letzte Tag Ihres organisierten Plans. Stellen Sie sich auf die Waage oder messen Sie mit einem Maßband nach, und prüfen Sie das Ergebnis. Ihre Bemühungen in puncto Abnehmen müssen nicht vorbei sein, nur weil der Plan abgearbeitet ist. Sie können das Programm so oft wiederholen, bis Sie bei Ihrem Wunschgewicht angelangt sind, oder Sie erstellen sich nach den GI-Regeln einen eigenen Speiseplan.

Frühstück

1 gekochtes Ei und 2 Scheiben Roggen-Knäckebrot mit Hefeextrakt
Dazu eine halbe Grapefruit und eine Schale mit 150 ml entrahmter Milch und 4 Hände voll Blaubeeren, Erdbeeren oder Himbeeren

Zwischenmahlzeit

25 g Mandeln

50 g Himbeeren

Mittagessen

Lachs-Salat
100 g Lachs oder Tunfisch aus der Dose (im Sud), abtropfen lassen und mit einem großen grünen Salat vermischen, dazu 75 g gekochte junge Kartoffeln.

Zwischenmahlzeit

150 g fettarmer Joghurt oder dieselbe Menge Frischkäse

Abendessen

Gemüsecurry
(Rezept siehe Seite 67) mit 25 g Basmatireis (Trockengewicht) und 50 g Linsen (Trockengewicht); Kochzeiten laut Packungsangaben. Dazu eine Portion Spinat. Einen Spritzer Zitronensaft und ein wenig Muskat darübergeben.

ALTERNATIV:

Gemüsecurry als Fertiggericht
Nehmen Sie eines mit weniger als 300 Kalorien (1260 kJ). Dazu Reis, Linsen und Spinat wie oben angegeben servieren.

Auf in den **Wettkampf**

Treiben Sie mit Ihrem Partner/Ihrer Partnerin oder einem Freund/einer Freundin einen Sport, bei dem Sie gegeneinander spielen, wie Tennis, Squash oder Badminton.

Kalorienverbrauch: 300 für 30 Minuten Spielzeit.

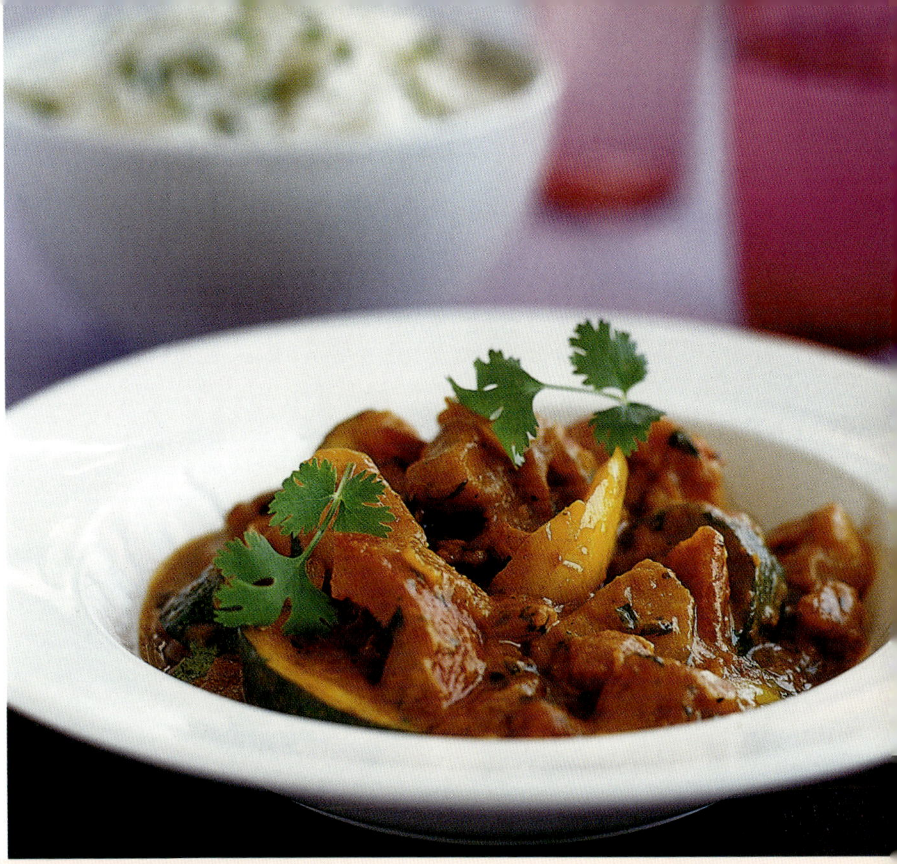

Gemüsecurry

Vorbereitungszeit: 10 Minuten

Kochzeit: 25 Minuten

4 Portionen

1 EL Olivenöl

1 Zwiebel, klein geschnitten

1 Knoblauchzehe, gepresst

2 EL Currypaste medium

1,5 kg vorbereitetes Gemüse (zum Beispiel Zucchini, Paprika, Kürbis, Pilze und grüne Bohnen)

1 Dose Tomatenstückchen (200 g)

1 Dose fettreduzierte Kokosmilch (400 g)

2 EL gehackte Korianderblätter

1 Das Öl in einer großen Kasserolle erhitzen oder Ölspray (siehe Ernährungstipp Seite 47) verwenden, Zwiebeln und Knoblauch dazugeben und 2 Minuten braten. Die Currypaste einrühren und 1 Minute lang braten.

2 Das Gemüse hinzugeben und 2 – 3 Minuten lang unter gelegentlichem Umrühren braten, dann die Tomaten und die Kokosmilch hinzugeben. Gut umrühren, zum Kochen bringen und bei niedrigerer Hitze 12 – 15 Minuten köcheln lassen, bis das Gemüse gar ist. Den Koriander untermischen und servieren.

Schon gewusst?

Sonnenlicht hilft dem Gehirn bei der Serotoninproduktion und fährt möglicherweise auch den Bedarf an Kohlenhydraten herunter. Wenn Sie ein Lieblingsnahrungsmittel schmerzlich vermissen, probieren Sie Folgendes: Gehen Sie heute ins Freie und tun Sie damit etwas für die Gesundheit und gegen den Speck.

kcal: **268 (1125 kJ)**
Protein: **6 g**
Kohlenhydrate: **35 g**
Fett: **11 g**
GI: **N**

Ernährungstipp:
Kokosmilch enthält gesättigte Fette, daher sollte man sie nicht tagtäglich zu sich nehmen, aber sie verleiht Currys ein herrliches Aroma. Nehmen Sie aber die fettreduzierten Varianten, und bedenken Sie, dass Kokosmilch einigen Studien zufolge das Immunsystem stärken kann.

KLUG ABNEHMEN FÜR VEGETARIER

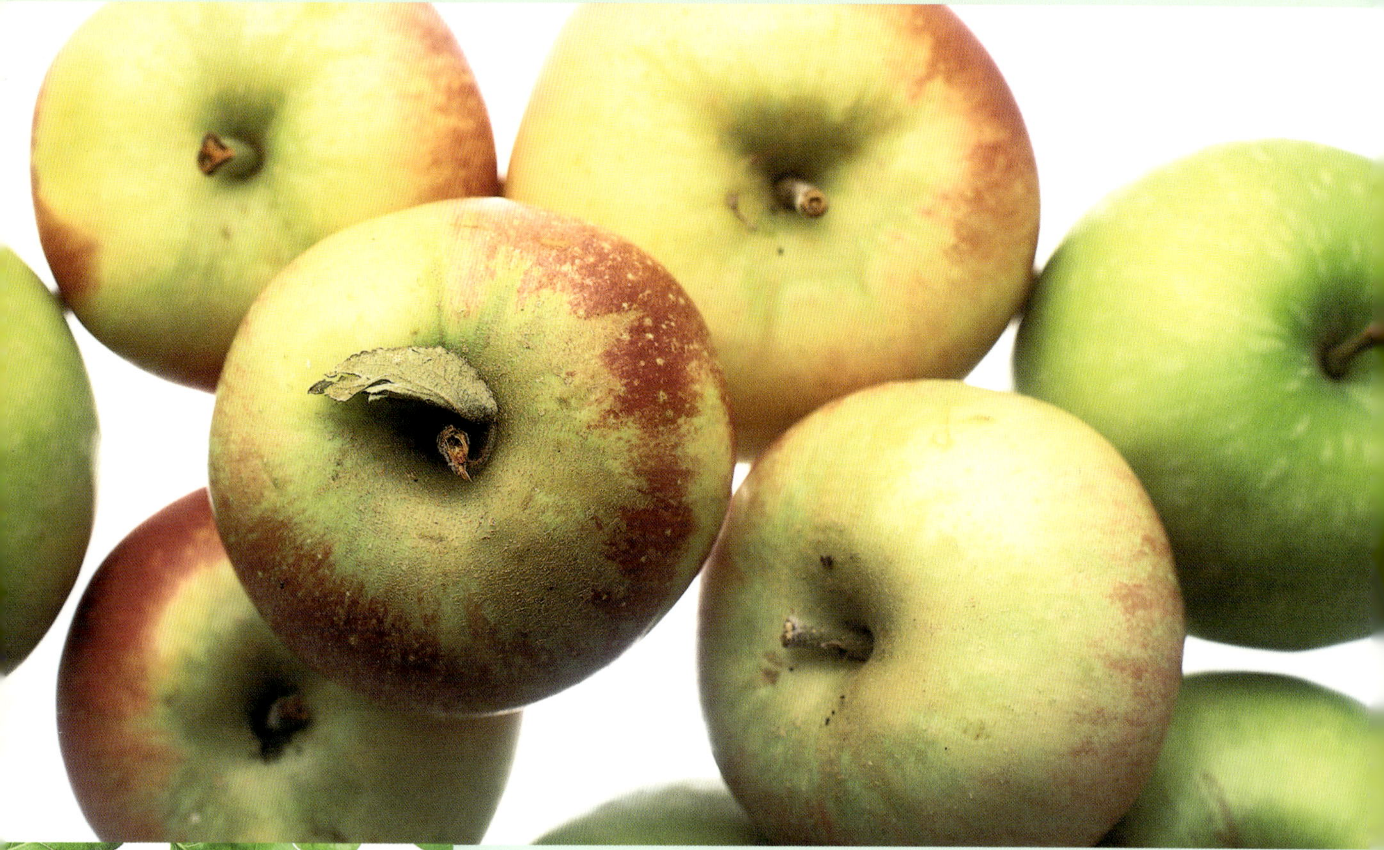

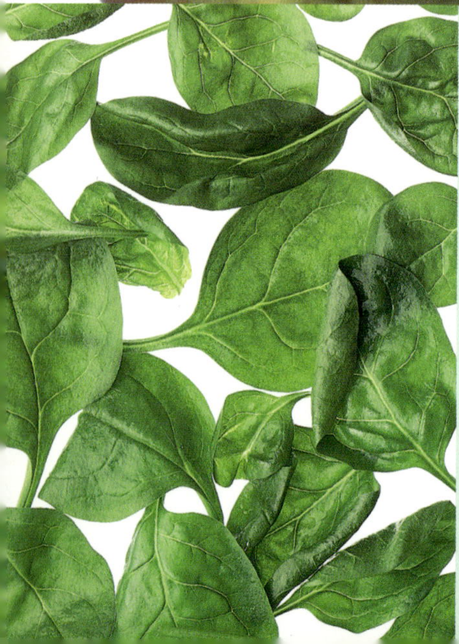

Dieser Diätplan wurde speziell für Vegetarier entworfen. Dank der köstlichen Rezepte und vielen Anregungen müssen auch sie beim Geschmack keine Kompromisse machen.

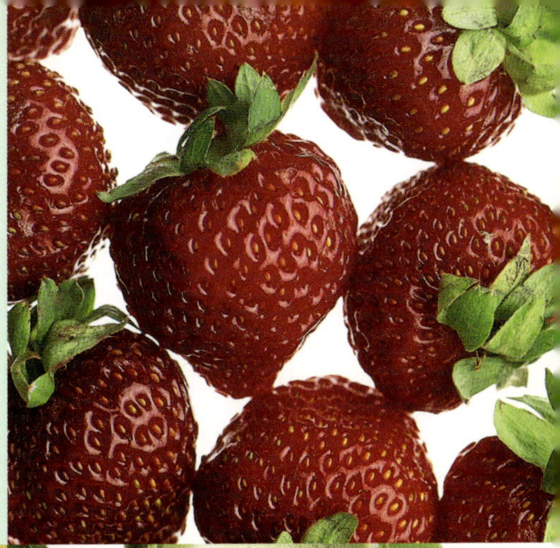

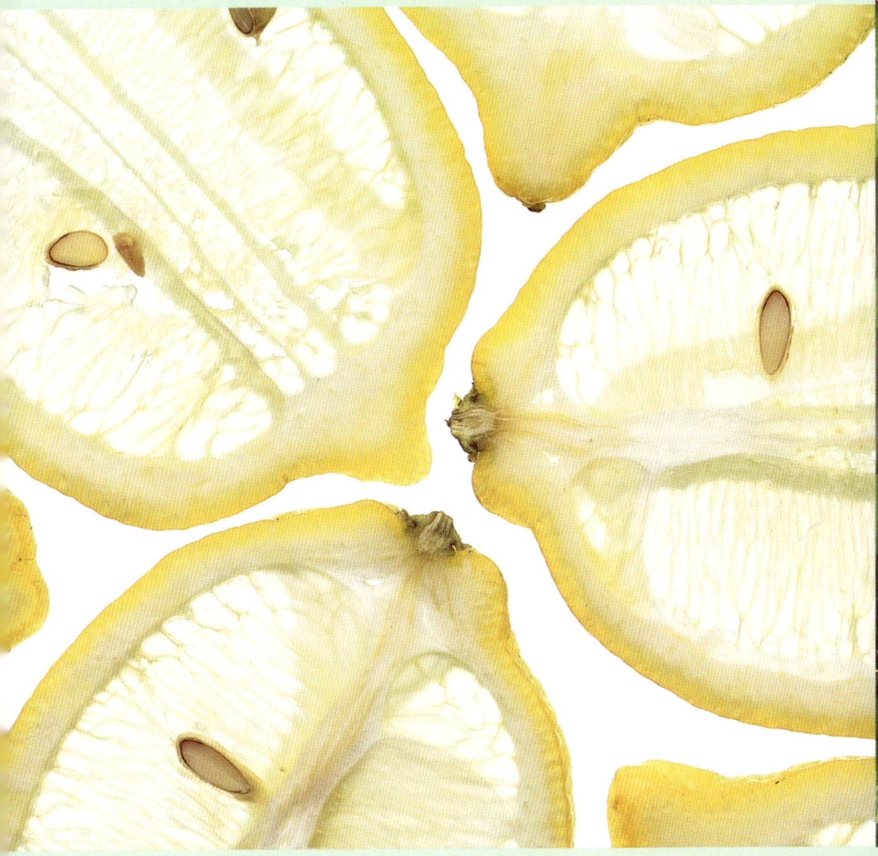

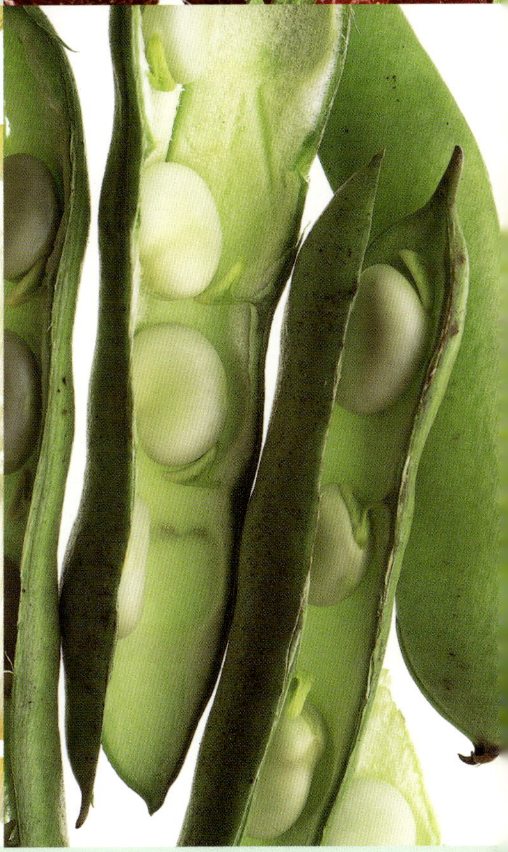

Sie werden merken, dass dieser Abnehmplan gelegentlich mit dem Plan „Klug abnehmen mit dem GI“ übereinstimmt, weil vieles, was dort beschrieben ist, durch den Schwerpunkt auf Getreide, Obst und Gemüse auch für Vegetarier geeignet ist. Alle Vorschläge für Sport und die „Tricks“ gelten für beide Pläne, lesen Sie daher den Plan „Klug abnehmen mit dem GI“, auch dann, wenn Sie kein Fleischesser sind.

Tag 1

Heute ist der erste Tag auf Ihrem Weg zu einer gesunden, schlanken Figur. Nehmen Sie sich ein paar Minuten Zeit, bevor es losgeht, und schauen Sie sich in Ruhe im Spiegel an. Konzentrieren Sie sich auf das, was Sie an Ihrem Körper mögen. Studien zeigen: Dies erhöht die Chance, dass Sie sich an einen Abnehmplan halten.

Frühstück

1 Schale Porridge
75 g Haferflocken (Rezept siehe Seite 40) zubereiten. 1 Hand voll Blaubeeren, Erdbeeren oder Pfirsichstückchen statt Zucker daraufgeben.

150 ml ungesüßter Orangensaft

Zwischenmahlzeit

150 g fettarmer Obstjoghurt

50 g getrocknete Aprikosen

Mittagessen

Marokkanischer Kichererbsen-Tomaten-Salat
(Rezept siehe Seite 41), dazu 2 Scheiben Körner-, Soja- oder Gerstenbrot mit 2 EL Hummus bestrichen

ALTERNATIV:
Schneller Bohnensalat
200 g gemischte Bohnen aus der Dose mit einem Spritzer Zitronensaft, 1 TL Olivenöl, 1/2 rote Zwiebel (fein geschnitten) und 1 Hand voll Kräuter (zum Beispiel Petersilie und Basilikum) mischen. Wie oben mit Brot und Hummus reichen, dazu einen grünen Salat mit Gurke und Tomate.

Zwischenmahlzeit

1 Banane
5 Paranüsse

Abendessen

Gegrillter Pilz mit Salsa
Füllen Sie den Hut eines Portobello-Pilzes (Rezept siehe Seite 77). Mit 1 EL Tomaten-Paprika-Salsa (Rezept siehe Seite 41) garnieren, dazu 100 g junge Kartoffeln und 75 g Zuckererbsen.

Schon gewusst?

Eisenmangel ist die häufigste Ursache für Erschöpfung. Ein kleines Glas Orangensaft zu den Mahlzeiten, die grünes Gemüse enthalten, hilft, die Speicher zu füllen, denn Orangensaft fördert die Eisenresorption.

Tag 2

Sinnvollerweise reflektiert man am zweiten Tag, was am ersten Tag gut lief und was nicht. Es trägt zum Gelingen des Vorhabens bei, wenn man weiß, wo man in Zukunft tendenziell ins Schleudern kommen könnte. Nehmen Sie sich ein paar Minuten Zeit, um zu überlegen, was Ihnen heute hilft, durchzuhalten.

Frühstück

Kürbiskern-Aprikosen-Müsli
(Rezept siehe Seite 45)

150 ml ungesüßter Grapefruitsaft

ALTERNATIV:
Müsli
50 g ungesüßtes Müsli, dazu 150 ml entrahmte Milch oder Sojamilch

1/2 Grapefruit

Zwischenmahlzeit

1/2 Mango
mit 50 g fettarmem Hüttenkäse

Mittagessen

Belegtes Sandwich
1 Scheibe Körner-, Gersten- oder Sojabrot mit 50 g geriebenem Käse oder mit einer in Scheiben geschnittenen 1/2 Avocado belegen. Darauf 1 Tomate, in Scheiben geschnitten, und 1 Hand voll Alfalfasprossen geben.

Dose oder Packung Linsensuppe
400 g

Zwischenmahlzeit

15 Oliven

Abendessen

Spaghetti Bolognese
Für die Bolognesesoße 75 g Sojagranulat pro Person und 1 Glas fertige Tomatennudelsoße zubereiten. Mit 50 g Nudeln pro Person (Trockengewicht, kochen laut Packungsangaben) servieren.

Diät**verstärker**

Wer ein regelmäßiges Sportprogramm absolviert, muss es alle sechs Wochen ein wenig verändern, andernfalls ist es nicht so effektiv. Schöpfen Sie aus den Sport-Anregungen neue Ideen.

Tag 3

Obwohl Sie erst wenige Tage nach dieser GI-Diät leben, werden Sie im Hinblick auf Stimmung und Energie langsam die ersten Veränderungen zum Guten bemerken. Sie stellen sich im Zuge der Stabilisierung des Blutzuckerspiegels ein, denn so bleibt das plötzliche Absinken und Ansteigen aus, das uns so müde und reizbar macht.

Frühstück

150 ml ungesüßter Orangensaft

2 Scheiben Toast
Nehmen Sie Körner-, Gersten- oder Sojatoast, mit 2 TL Ricottakäse und 2 TL Fruchtmus bestreichen.

1 Apfel

Zwischenmahlzeit

Protein-Shake
2 Messlöffel Molke-Protein-Pulver mit Wasser anrühren und 100 g Pfirsiche aus der Dose (im eigenen Saft) hinzugeben. Molke-Protein ist ein hervorragendes Getränk mit wenig Fett und niedrigem GI, das man in Reformhäusern und einigen Supermärkten findet.

ALTERNATIV:

150 g fettarmer Joghurt

Mittagessen

Kleine Schale fettarmer Hummus
etwa 125 g, dazu 3 Scheiben Roggen-Knäckebrot und Rohkost: Mohrrüben, Gurke, Staudensellerie und Cherrytomaten

Zwischenmahlzeit

50 g weiße Trauben

Schon gewusst?

Nur 30 Prozent des Zuckers, den wir zu uns nehmen, essen wir bewusst. Die übrigen 70 Prozent sind in verarbeiteten Lebensmitteln verborgen. Lesen Sie die Packungshinweise aufmerksam, und wählen Sie Marken ohne oder mit sehr wenig Zucker.

Abendessen

Gefüllte rote Zwiebeln
(Rezept siehe Seite 73) dazu 25 g Couscous (Trockengewicht), nach Packungsangaben zubereitet, und einen gemischten Blattsalat mit Essig

ALTERNATIV:

Bulgur und geröstetes Gemüse
75 g Bulgur (Trockengewicht) nach Packungsangaben zubereiten, dazu geröstete Aubergine, Zucchini, Paprika und rote Zwiebeln. Zitronensaft und gehackte Kräuter darüber geben.

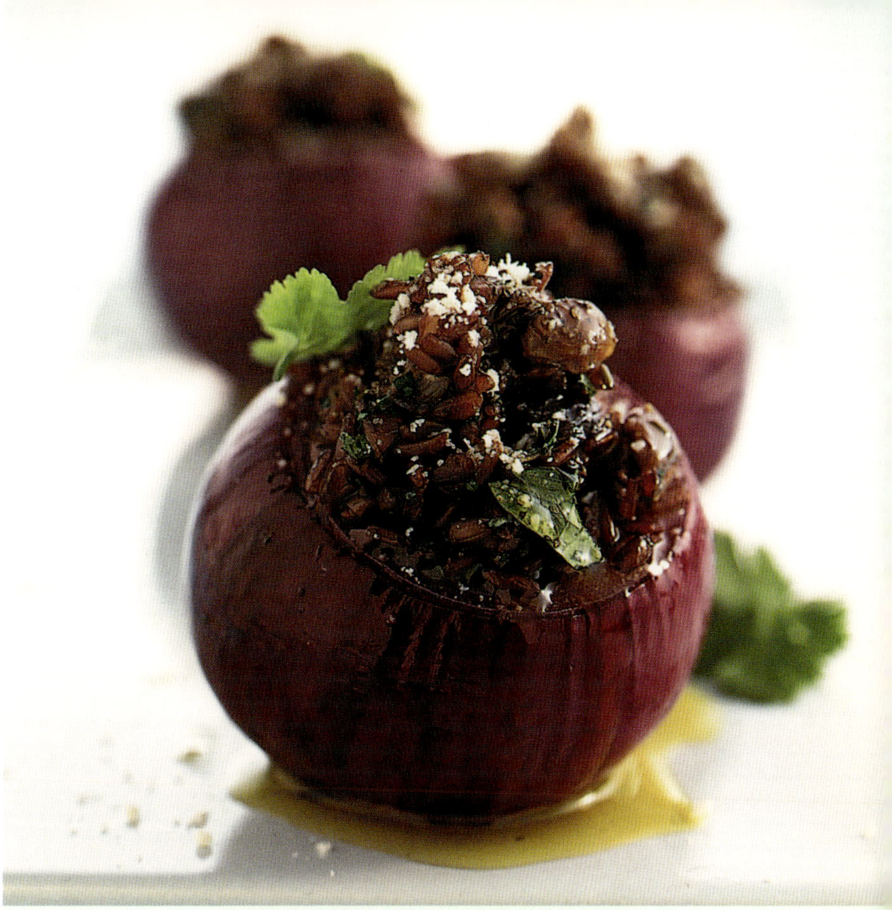

Gefüllte rote Zwiebeln

Vorbereitungszeit: 30 Minuten

Kochzeit: 1,5 Stunden

4 Portionen

4 große rote Zwiebeln, geschält

2 EL Olivenöl

125 g junge Champignons, sehr fein geschnitten

75 g Bulgur

1 EL gehacke Petersilie

300 ml Wasser

1 EL Sultaninen

1 EL frisch geriebener Parmesan (falls gewünscht)

Salz und Pfeffer

1 Die Zwiebelspitzen abschneiden und die Zwiebeln mit einem Teelöffel aushöhlen. Das Zwiebelinnere fein schneiden und im Olivenöl anbraten, bis es weich und goldbraun ist. Die Pilze hinzugeben und weitere 5 Minuten lang unter Rühren braten.

2 In der Zwischenzeit in einer großen Pfanne Wasser zum Kochen bringen. Die ausgehöhlten Zwiebeln hineinsetzen und 10 Minuten köcheln lassen bzw. bis sie weich werden. Gut abtropfen lassen.

3 Bulgur, Petersilie, Salz, Pfeffer und Wasser zu den Pilzen geben, 5 Minuten kochen. Zugedeckt weitere 30 Minuten köcheln lassen, bzw. bis die Körner weich sind. Wenn nötig, mehr Wasser aufgießen.

4 Die Sultaninen in das Weizengemisch einrühren und die Zwiebeln füllen.

5 Die Zwiebeln in eine Form setzen und mit Folie zudecken. Im vorgeheizten Ofen bei 190 °C (Gas Stufe 5) 30 Minuten backen. Die Folie entfernen, die Zwiebeln mit dem Parmesan bestreuen, noch einmal 10 Minuten überbacken und servieren.

kcal: **184 (772 kJ)**
Protein: **4 g**
Kohlenhydrate: **35 g**
Fett: **9 g**
GI: **N**

Ernährungstipp:
Rote Zwiebeln gehören zur Familie der kraftvollen violetten Lebensmittel (neben Blaubeeren, roten Trauben usw.), von denen es heißt, sie enthielten am meisten Antioxidantien.

Tag 4

Wenn Sie unter Heißhunger auf Zucker gelitten haben, freuen Sie sich über diese gute Nachricht: Ab jetzt wird er weniger werden und schließlich verschwinden, denn das Gehirn merkt, dass Sie sich von süßen Leckereien fern halten. Gehen Sie den Verlockungen nicht auf den Leim, und Sie werden „clean" bleiben.

Frühstück

50 g Kleieflocken
mit 150 ml entrahmter Milch oder Sojamilch

Zwischenmahlzeit

2 Satsumas oder 2 Kiwis

Mittagessen

Kräuter-Linsen-Salat
(Rezept siehe Seite 47). Ersetzen Sie den Schinken durch 2 Streifen vegetarischen Schinken oder 40 g Mozzarella.

Zwischenmahlzeit

1 Birne oder 1 Apfel

Abendessen

Paranuss-Sonnenblumenkern-Küchlein
(Rezept siehe Seite 75) mit 75 g gedünstetem Spargel und 2 EL Tomaten-Paprika-Salsa (Rezept siehe Seite 41)

ALTERNATIV:

Falafel und Couscous
6 – 8 Falafel-Bällchen, angerichtet auf 50 g Couscous (Trockengewicht; nach Packungsangaben zubereiten), mit 5 Stangen gedünstetem Spargel und 2 EL Tomaten-Paprika-Salsa (Rezept siehe Seite 41)

Diät**verstärker**

Bedienen Sie beim Essen in gemeinsamer Runde zuerst sich selbst. Untersuchungen zeigen, dass man in Gemeinschaft mehr isst als allein. Gedämpftes Licht regt ebenfalls an, zu viel zu essen – tauschen Sie einfach die Kerzen gegen Strahler aus!

Paranuss-Sonnenblumenkern-Küchlein

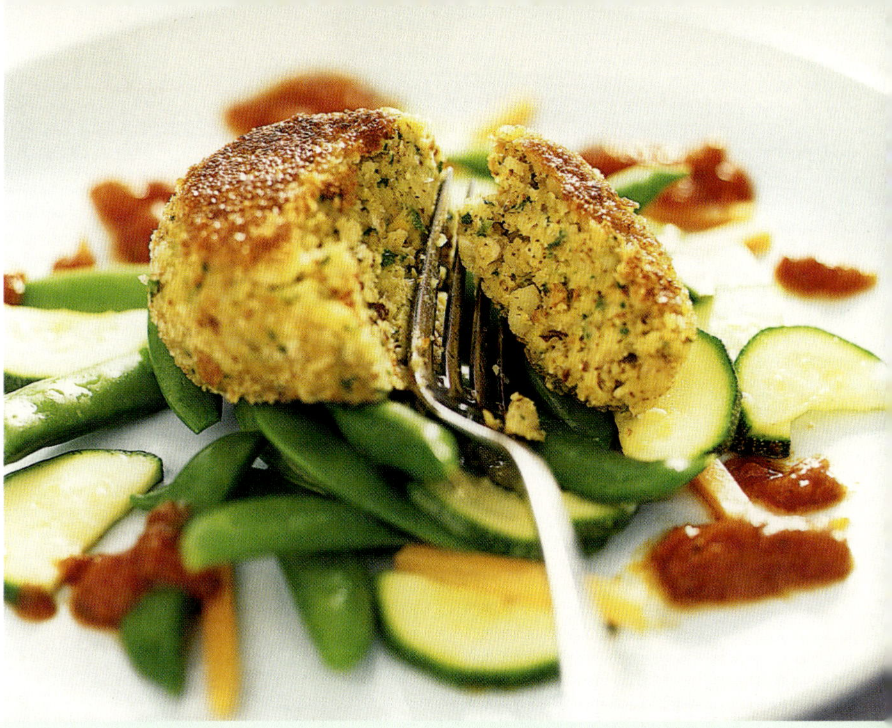

Vorbereitungszeit: 25 Minuten, plus Ruhezeit

Kochzeit: 20 Minuten

4 Portionen

250 g Paranüsse, grob gehackt

2 Dosen Kichererbsen (850 g), abgetropft

25 g Sonnenblumenkerne

1 EL gehackte Petersilie

1 kleine Zwiebel, fein geschnitten

2 Eier

125 g feines Sojagranulat

Erdnussöl zum Bepinseln

Salz und Pfeffer

1 Paranüsse und Kichererbsen in einen Mixer geben, zu einer glatten Masse mixen. In eine Schüssel füllen, Sonnenblumenkerne, Petersilie und Zwiebeln hinzugeben, gut vermengen.

2 1 Ei mit Salz und Pfeffer verquirlen. Zur Kichererbsen-Paranuss-Masse hinzugeben und gut mischen, damit die Zutaten sich verbinden.

3 1 Hand voll Teig zu einem Küchlein formen und auf ein leicht gefettetes Backblech setzen. Den Teig zu insgesamt 8 großen oder 16 kleinen Küchlein verarbeiten.

4 Das andere Ei verquirlen, jedes Küchlein eintauchen und im Sojagranulat wenden. 4 Stunden oder über Nacht ruhen lassen.

5 Die Küchlein mit etwas Öl bestreichen und im vorgeheizten Ofen bei 200 °C (bzw. im Gasofen auf Stufe 6) 20 Minuten backen, zwischendurch einmal wenden.

kcal: **810 (3402 kJ)**
Protein: **31 g**
Kohlenhydrate: **46 g**
Fett: **55 g**
GI: **N**

Ernährungstipp:

Paranüsse sind eine der besten Quellen für den essenziellen Mineralstoff Selen, der für eine gesunde Funktion von Immunsystem und Stoffwechsel von wesentlicher Bedeutung ist. Sie haben aber sehr viele Kalorien und Fett – behalten Sie daher die Menge im Auge, wenn Sie sie zwischendurch essen.

Tag 5

Wenn man auswärts isst, scheint es mitunter unmöglich, den Diätplan einzuhalten. Auf den meisten Speisekarten sind bei genauerem Hinsehen jedoch auch Gerichte mit niedrigem GI zu finden, und ein paar zusätzliche Kalorien verderben die Diät nicht, sofern sie die Ausnahme bleiben.

Frühstück

Rühreier

2 Rühreier auf 1 Scheibe Körner-, Gersten- oder Sojatoast

150 ml ungesüßter Obstsaft

Zwischenmahlzeit

1 Birne oder Apfel

1 EL Kürbiskerne

Mittagessen

Tabbouleh-Salat

(Rezept siehe Seite 49), dazu 1 Vollkorn-Pitabrot

Zwischenmahlzeit

2 Scheiben Roggen-Knäckebrot

mit 50 g fettarmer vegetarischer Pastete bestrichen

Abendessen

Gegrillte Aubergine

1/2 Aubergine grillen und dann mit 2 Scheiben Schmelzkäse überbacken. Dazu 100 g junge Kartoffeln und 50 g grüne Bohnen.

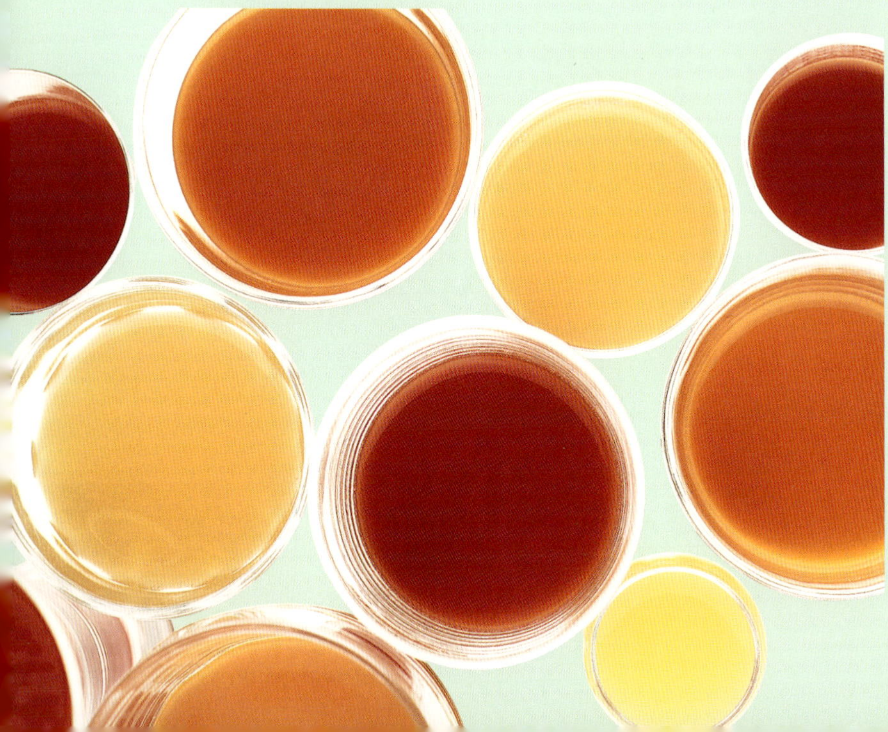

Aus der **Trickkiste**

Zu Heißhungerattacken dürfte es während des GI-Ernährungsplanes nicht kommen, da der Insulinspiegel ausgewogen ist. Stellen sie sich trotzdem ein, so ist es das Gehirn, das hier zum Körper spricht – lenken Sie es ab.

Tag 6

Wenn Sie mit der Diät an einem Montag begonnen haben, steht nun das erste Wochenende vor der Tür – eine wunderbare Zeit für Aktivitäten. Falls Sie sich die Sporttipps im allgemeinen Abnehmplan noch nicht angesehen haben, so blättern Sie einmal zurück, und holen Sie sich Anregungen, wie Sport, der Spaß macht, in das Wochenende integriert werden kann, das ist auch fürs Abnehmen förderlich.

Frühstück

Warmes Frühstück
2 pochierte Eier oder 200 g weiße Bohnen in Tomatensoße aus der Dose, auf 2 Scheiben Körner-, Gersten- oder Sojatoast

Zwischenmahlzeit

50 g getrocknete Aprikosen

150 ml ungesüßter Orangensaft

Mittagessen

Gegrillte Pilze
Die Stiele von 2 großen Portobello-Pilzen abschneiden, die Hüte mit 25 g geriebenem vegetarischem Käse und ein wenig gehackten Frühlingszwiebeln belegen und grillen, bis der Käse Blasen wirft. Dazu 3 Süßkartoffeln, geröstet oder als Kartoffelbrei, und 50 g Erbsen reichen.

Zwischenmahlzeit

2 Scheiben Zwieback
mit Fruchtmus bestrichen

1 Birne

Abendessen

Warmer Auberginensalat
(Rezept siehe Seite 53). Mit 50 g Mozzarella und einem großen gemischten Blattsalat servieren. Salat mit etwas fettarmem Salatdressing oder Zitronensaft und schwarzem Pfeffer zubereiten.

Diät**verstärker**

Trinken Sie genug Wasser? Ist der Körper dehydriert, wird der Stoffwechsel langsamer. Wenn Sie jeden Tag ausreichend mit Flüssigkeit versorgt sind, verbrennt der Körper zwei bis drei Prozent mehr Kalorien.

Tag 7

Heute haben Sie Halbzeit, und das ist der richtige Moment, um sich einmal auf die Waage zu stellen oder das Bandmaß hervorzuholen und zu prüfen, wie die Dinge stehen. Mittlerweile müssten Sie auch schon mehr Energie und Ausdauer bekommen und eine ausgeglichenere Gemütsverfassung haben.

Frühstück

Buchweizenpfannkuchen
(Rezept siehe Seite 51), dazu 50 g Himbeeren und 3 EL fettarme Crème fraîche.

150 ml Mohrrübensaft

ALTERNATIV:
2 Scheiben Früchtebrot
mit etwas fettarmem Brotaufstrich und 2 EL fettarmer Crème fraîche sowie 50 g Himbeeren

Zwischenmahlzeit

1 Banane

150 ml entrahmte Milch

Mittagessen

Dose oder Packung Linsen-, Bohnen- oder Tomatensuppe
400 g, dazu 2 Scheiben getoastetes Körner-, Gersten- oder Sojabrot mit 50 g geriebenem vegetarischem Käse und 1 Tomate, in Scheiben geschnitten

Zwischenmahlzeit

25 Erdnüsse oder Cashewnüsse

Aus der **Trick-kiste**

Sind Sie besorgt, weil Sie erst so wenig abgenommen haben? Heben Sie eine ein Kilogramm schwere Hantel hoch, und Sie werden merken, wie viel „so wenig“ doch ist.

Abendessen

Zitronengras-Tofu-Nuggets
(Rezept siehe Seite 79), angerichtet mit 1 TL süßer Chilisoße und einem großen Salat, bestehend aus Rukola, Bohnensprossen, geriebener Mohrrübe und 1/2 Avocado

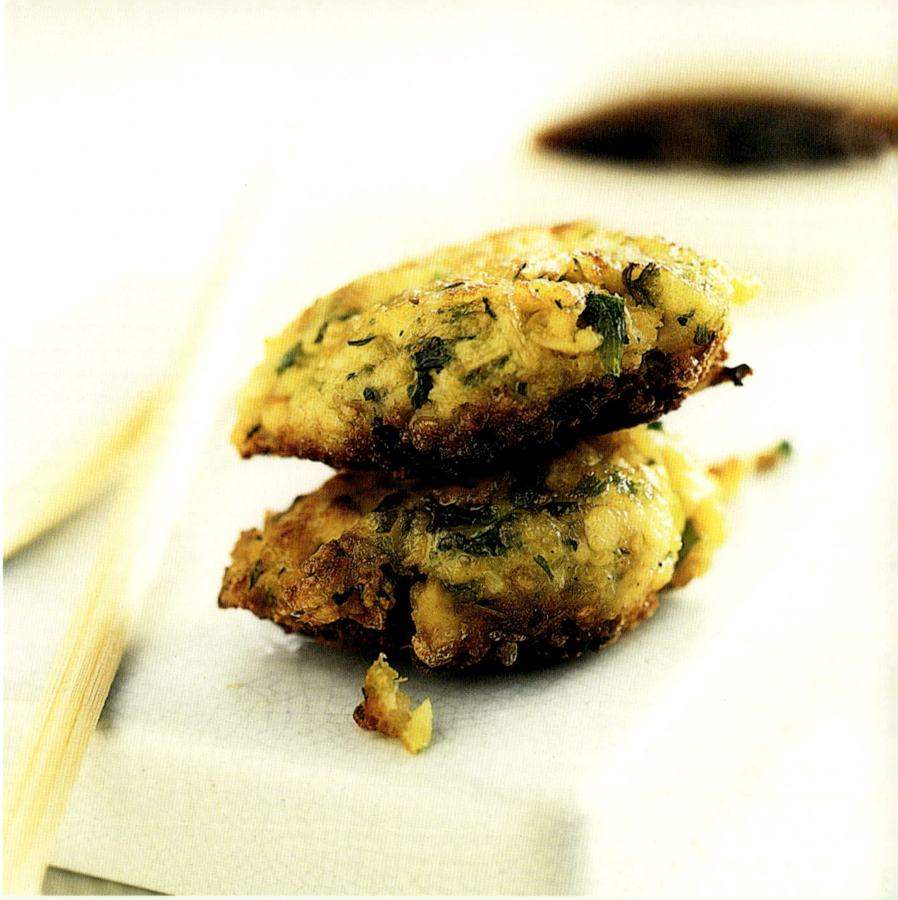

Zitronengras-Tofu-Nuggets

Vorbereitungszeit: 10 Minuten

Kochzeit: 4 – 6 Minuten

2 Portionen

4 Frühlingszwiebeln, grob geschnitten

2,5 cm großes Stück frische Ingwerwurzel, geschält, klein geschnitten

1 Zitronengrasstängel, fein gehackt

3 EL gehackter Koriander

2 Knoblauchzehen, grob gehackt

1/2 EL leichte Sojasoße

150 g Tofu, abgetropft

40 g Semmelbrösel

1 Ei

1 EL Olivenöl zum Bepinseln

Pfeffer

1 Frühlingszwiebeln, Ingwer, Zitronengras, Koriander und Knoblauch in die Küchenmaschine geben, gut mischen und grob zerkleinern.

2 Sojasoße, Tofu, Semmelbrösel, Ei und Pfeffer hinzugeben und gründlich verrühren.

3 Mit einem Dessertlöffel große Portionen abstechen und mit nassen Händen zu flachen Küchlein formen. In eine leicht gefettete Grillpfanne setzen, mit etwas Öl bestreichen und unter dem vorgeheizten Grill 2 bis 3 Minuten pro Seite goldbraun grillen.

kcal: **223 (937 kJ)**
Protein: **14 g**
Kohlenhydrate: **10 g**
Fett: **15 g**
GI: **N**

Ernährungstipp:
Tofu wird aus pulverisierten Sojabohnen hergestellt, daher ist es eine hervorragende Quelle für die den Hormonhaushalt ausgleichenden Phytoöstrogene. Wer Tofu nicht so häufig in Rezepten verwendet, dem sei der weiche Seidentofu als Suppeneinlage oder roh empfohlen; der feste Tofu ist zum Kochen besser geeignet.

Tag 8

Gestern haben Sie die körperlichen Vorteile des Essens nach Plan genauer angeschaut, heute betrachten Sie die positiven emotionalen Begleiterscheinungen. Haben Sie mehr Energie? Fragen Sie Freunde und Familie, ob sie stimmungsmäßige Veränderungen an Ihnen bemerkt haben. Je mehr Veränderungen zum Guten erkennbar sind, desto leichter fällt das Durchhalten.

Frühstück

1 Schale Porridge
(Rezept siehe Seite 40). 25 g Sultaninen und 1/2 Apfel, klein geschnitten, dazugeben und gut mischen.

150 ml ungesüßter Orangen- oder Grapefruitsaft

Zwischenmahlzeit

1 Scheibe Körner-, Soja- oder Gerstenbrot
mit 25 g fettarmem Hüttenkäse

Mittagessen

Gefülltes Pitabrot und Krautsalat
1 kleines Vollkorn-Pitabrot, gefüllt mit 50 g vegetarischer Pastete. Mit Krautsalat aus geraspeltem Weißkohl (unbegrenzte Menge), Mohrrüben, roter Zwiebel und 1 EL kalorienarmer Mayonnaise oder Vinaigrette servieren.

Zwischenmahlzeit

25 g getrocknete Aprikosen

5 Mandeln

Abendessen

Buchweizenauflauf mit Gewürzbutter
(Rezept siehe Seite 81), dazu 75 g Rosenkohl

ALTERNATIV:

Fertige Gemüse-Moussaka
Wählen Sie ein Produkt mit weniger als 400 kcal (1680 kJ) und reichen Sie dazu einen großen grünen Salat, mit Zitronensaft und Balsamico-Essig.

Aus der **Trickkiste**

Fällt es Ihnen schwer, Sport zu treiben? Versuchen Sie es einmal mit einem Schrittzähler, und streben Sie an, jeden Tag 100 Schritte mehr zu machen als am Tag zuvor. Nehmen Sie zur Arbeit die lange Strecke, gehen Sie beim Telefonieren auf und ab usw. Nach 10 000 Schritten haben Sie etwa eine Strecke von acht Kilometern zurückgelegt.

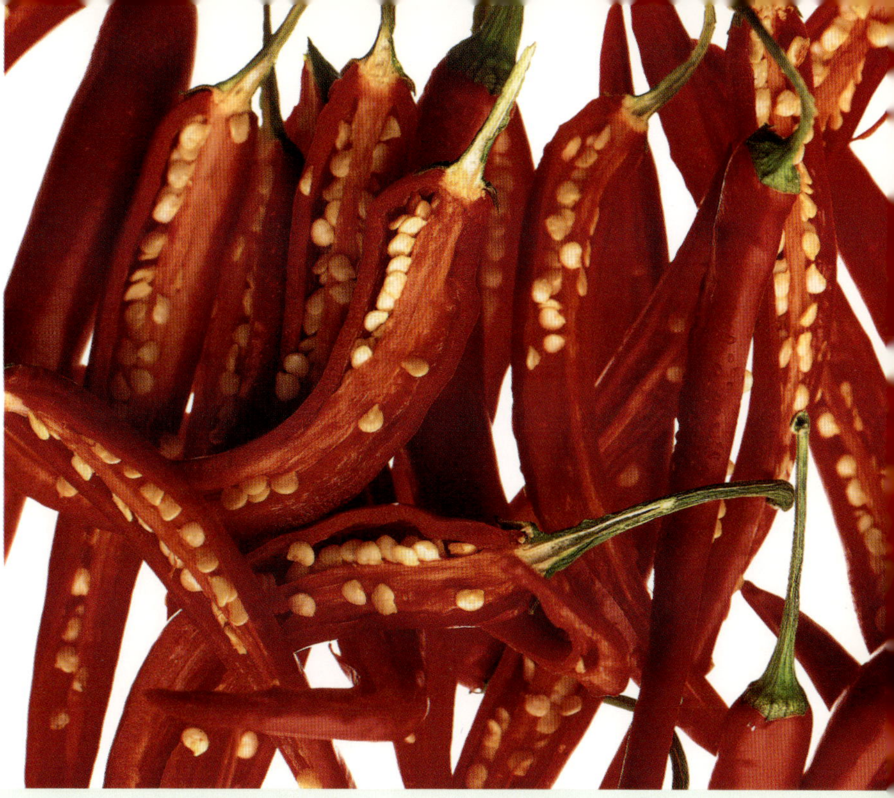

Buchweizenauflauf mit Gewürzbutter

Vorbereitungszeit: 10 Minuten, plus Ruhezeit

Kochzeit: 15 Minuten

4 Portionen

75 g ungesalzene Butter

1 kleine Knoblauchzehe, gepresst

2 EL gehackter frischer Koriander

1/2 TL gemahlener Kümmel

1/2 TL gemahlener Zimt

1 Prise Chilipulver

250 g gerösteter Buchweizen (Kasha)

450 ml kochende Gemüsebrühe

Salz

1 Für die Gewürzbutter in einer kleinen Schüssel Butter, Knoblauch, Koriander und Gewürze gründlich und gleichmäßig miteinander verrühren. Zugedeckt mindestens 30 Minuten stehen lassen.

2 Eine ofenfeste Form mit etwas Gewürzbutter einfetten. Den gerösteten Buchweizen hineingeben und die kochende Brühe darübergießen. Mit einem gut schließenden Deckel zudecken und 15 Minuten im vorgeheizten Ofen bei 200 °C (Gas Stufe 6) backen.

3 Die Form aus dem Ofen nehmen und 5 Minuten stehen lassen. Die restliche Gewürzbutter einrühren und mit Salz abschmecken, sofort servieren.

kcal: **375 (1575 kJ)**
Protein: **6 g**
Kohlenhydrate: **53 g**
Fett: **17 g**
GI: **N**

Ernährungstipp:
Knoblauch verbrennt Fett. Wenn man die Kalorienzufuhr verringert, greift der Körper zuerst auf Fett aus gut durchbluteten Bereichen zurück, und Knoblauch fördert die Durchblutung im ganzen Körper. Außerdem enthält er Antioxidantien und Inhaltsstoffe, die das Immunsystem stärken.

Tag 9

Je nachdem, wie Sie sich vorher ernährt haben, fällt Ihnen nun vielleicht auf, dass Sie deutlich mehr Sorten von Nahrungsmitteln zu sich nehmen. Befassen Sie sich intensiv damit, wie die Lebensmittel, die Sie heute und in den nächsten Tagen kennen lernen, schmecken, riechen und sich anfühlen. Das hilft Ihnen nach Abschluss des Plans, den Speisezettel abwechslungsreich zu gestalten.

Frühstück

Guten-Morgen-Trunk
(Rezept siehe Seite 54)

2 Scheiben Toast
Körner-, Gersten- und Sojabrot, dazu jeweils 1 TL Erdnussbutter

Zwischenmahlzeit

Spargel-Guacamole
75 g gekochten Spargel mit 1 EL fettarmer Crème fraîche im Mixer vermengen und 1 kleine gehackte rote Zwiebel, Tomaten und einen Spritzer Zitronensaft hinzugeben. Mit 2 rohen gestiftelten Mohrrüben servieren.

Mittagessen

Cherrytomaten-Nudelsalat
(Rezept siehe Seite 54), dazu einen Rukola-Sellerie-Salat

Zwischenmahlzeit

150 g fettarmer Joghurt

Schon gewusst?

Schlafmangel erhöht die Insulinresistenz der Zellen und kann daher die Fetteinlagerung begünstigen. Darüber hinaus ist Müdigkeit einer der Hauptgründe, aus denen wir Süßigkeiten und stark fetthaltige Lebensmittel naschen. Schlafen Sie möglichst acht Stunden pro Nacht.

Abendessen

Quinoa mit gebratenem Gemüse
75 g Quinoa gemäß den Packungsangaben kochen. Mit gebratenem Gemüse servieren, zum Beispiel Auberginen, Pilzen oder Paprika, und 25 g geröstete Mandeln darüberstreuen.

ALTERNATIV:

Fertige Gemüselasagne
Wählen Sie ein Produkt mit weniger als 400 kcal (1680 kJ), und servieren Sie dazu einen Salat.

Tag 10

Haben Sie schon bemerkt, dass Ihre Haut besser aussieht? Ihre Ernährung ist jetzt vermutlich proteinhaltiger als vorher, und Haut, Haare und Nägel werden stärker und gesünder.

Frühstück

Kürbiskern-Aprikosen-Müsli
(Rezept siehe Seite 45)

1 Stück Obst

Zwischenmahlzeit

2 Kiwis
2 Hände voll Kirschen

Mittagessen

Omelett
aus 1 Ei und 3 Eiweiß. Mit Pilzen und Spargel füllen und dazu 100 g weiße Bohnen in Tomatensoße aus der Dose reichen.

Zwischenmahlzeit

Protein-Shake
(Rezept siehe Seite 42), dazu 100 g Birnen im eigenen Saft aus der Dose

Abendessen

Herzhafte Linsen-Tomaten-Suppe
(Rezept siehe Seite 57), dazu 100 g Körner-, Gersten- oder Sojabrot und einen großen grünen Salat

Schon gewusst?

Gründliches Kauen erhöht die Nährstoffaufnahme und regt die Serotoninproduktion im Gehirn an. Das wiederum verringert den Appetit.

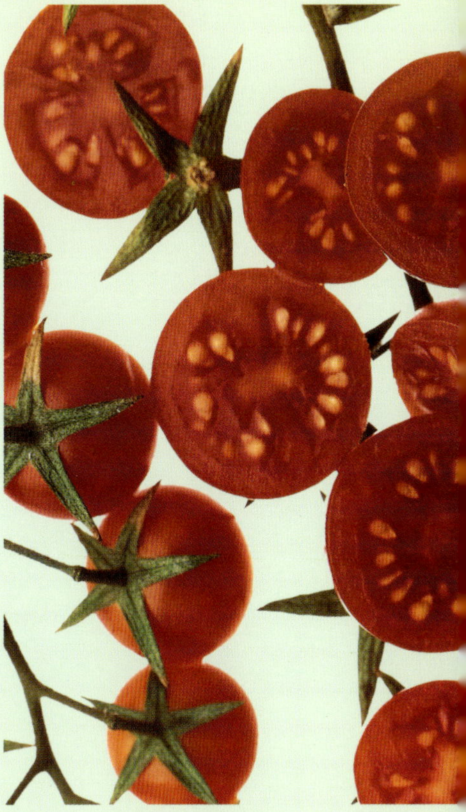

Tag 11

Jetzt nicht wankelmütig werden! Mittlerweile müsste die Kleidung wirklich schon lockerer sitzen, vor allem im Bauchbereich. Wenn Sie sich im Rahmen der Diät sportlich betätigt haben, sollten Oberschenkel, Gesäß und Waden fester aussehen und sich auch so anfühlen.

Frühstück

Protein-Shake
(Rezept siehe Seite 42)

Obstteller
1 Banane und 1 Birne (in Scheiben geschnitten), 1/2 Mango und 1 Hand voll Beerenobst oder Kirschen.

ALTERNATIV:

150 g fettarmer Joghurt
mit einem Obstteller (wie oben)

Zwischenmahlzeit

Toast mit Avocado
2 Scheiben Körner-, Gersten- oder Sojatoast mit 1/2 Avocado, püriert

Mittagessen

Salat und Knäckebrot
Gemischter Salat (Rukola, junger Spinat, Radicchio), dazu 6 Cherrytomaten, 5 schwarze Oliven, 25 g Pinienkerne, 1 TL Olivenöl und einen Spritzer Zitronensaft darübergeben. Mit 3 Scheiben Roggen-Knäckebrot reichen (mit je 1 TL Hummus bestrichen).

Zwischenmahlzeit

Käse und Trauben
25 g fettarmer Edamer und 100 g weiße Trauben

Abendessen

Thai-Nudeln mit Gemüse und Tofu
(Rezept siehe Seite 85)

ALTERNATIV:

Gebratener Tofu
50 g Tofu pro Person mit einer Gemüseauswahl, ein wenig Sojasoße und einer Prise Knoblauch braten. Dazu 25 g Eiernudeln (Trockengewicht, Zubereitung laut Packungsangaben) pro Person servieren.

Aus der **Trickkiste**

Führen die Süßigkeiten der Kinder Sie jedes Mal in Versuchung, wenn Sie den Kühlschrank öffnen? Legen Sie sie in ein geschlossenes Fach, damit Sie sie nicht sehen. Untersuchungen zeigen, dass wir doppelt so viel essen, wenn die Speisen gut sichtbar sind.

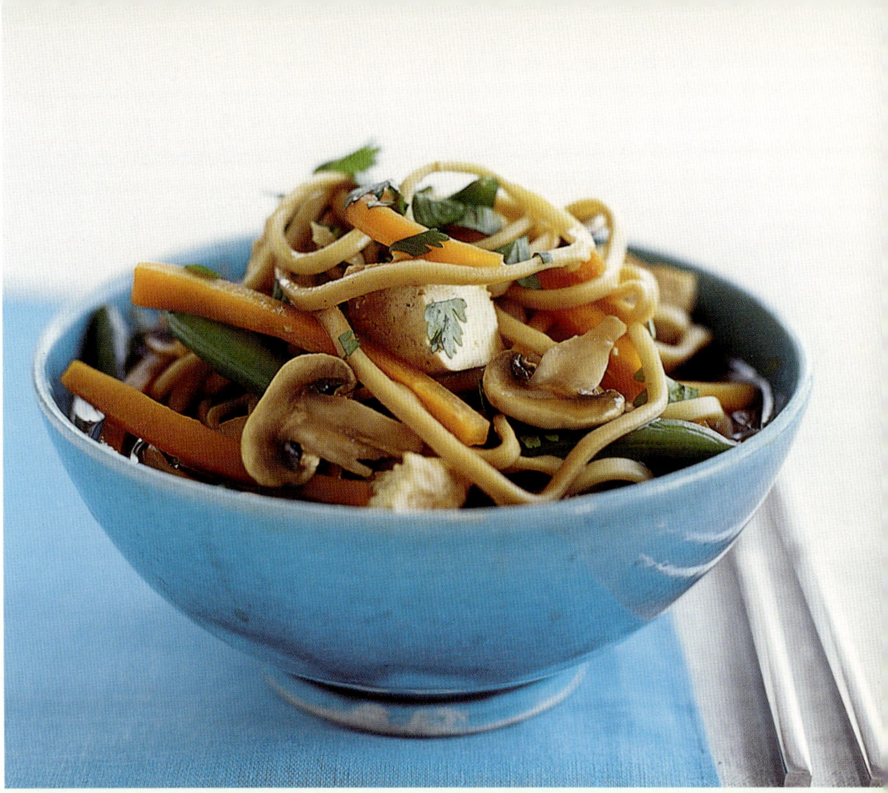

Thai-Nudeln mit Gemüse und Tofu

Vorbereitungszeit: 20 Minuten, plus Zeit zum Marinieren

Kochzeit: 40 Minuten

4 Portionen

250 g Tofu, in Würfel geschnitten

2 EL dunkle Sojasoße

1 TL geriebene Zitronenschale

1,8 Liter Gemüsebrühe

2 Scheiben frische Ingwerwurzel

2 Knoblauchzehen

2 Zweige Koriander

2 Stängel Zitronengras, zerpflückt

1 rote Chilischote, sehr fein gehackt

175 g Eiernudeln (Trockengewicht)

175 g junge Champignons, in Scheiben geschnitten

2 große Mohrrüben, gestiftelt

125 g Zuckererbsen

125 g Chinakohl, geraspelt

2 EL frischer Koriander, gehackt

1 Den Tofu mit der Sojasoße und der Zitronenschale in eine flache Schüssel geben, 30 Minuten marinieren.

2 In der Zwischenzeit die Gemüsebrühe in einen großen Topf geben und Ingwer, Knoblauch, Korianderzweige, Zitronengras und Chili hinzufügen. Zum Kochen bringen, auf kleiner Flamme zugedeckt 30 Minuten köcheln lassen.

3 Gemüsebrühe in einen anderen Topf geben, zum Kochen bringen und die Nudeln einstreuen. Die geschnittenen Champignons und den Tofu mit der Marinade dazugeben. Bei niedriger Hitze 4 Minuten köcheln lassen.

4 Mohrrüben, Zuckererbsen, Chinakohl und gehackten Koriander hinzugeben, weitere 3 – 4 Minuten kochen lassen und servieren.

kcal: **276 (1160 kJ)**
Protein: **18 g**
Kohlenhydrate: **33 g**
Fett: **6 g**
GI: **M**

Ernährungstipp:
Ingwer kurbelt den Stoffwechsel an. Probieren Sie zur Unterstützung Ihrer Diät einmal ein wenig geraspelten Ingwer im Salat oder Ingwer-Tee, wenn Sie den Geschmack mögen.

Tag 12

Mittlerweile ist Ihr Insulinspiegel durch die Konzentration von Lebensmitteln mit niedrigem GI in Ihrem Ernährungsplan gut unter Kontrolle. Daher ist es Zeit für eine süße Belohnung – oder zwei.

Frühstück

Walnuss-Bananen-Morgentrunk
(Rezept siehe Seite 63)

1 Schale Flocken
25 g Kleieflocken, dazu 10 ml entrahmte Milch und 50 g Beerenobst

Zwischenmahlzeit

150 g Zaziki
und 2 gestiftelte rohe Mohrrüben

Mittagessen

Sandwich
2 Scheiben Körner-, Gersten- oder Sojabrot, bestrichen mit ein wenig Senf und belegt mit 1 hartgekochten Ei (in Scheiben geschnitten) oder mit 25 g Frischkäse, Tomaten- und Gurkenscheiben und Salatblättern.

Bohnensalat
(Rezept siehe Seite 50), 100 g

Zwischenmahlzeit

Genuss pur!
Sie haben die Wahl: 1 Vollmich- oder Zartbitter-Schokoriegel zu 30 g oder 2 Kugeln fettarmes Speiseeis beziehungsweise gefrorener Joghurt oder 2 Schokoladenkekse.

Abendessen

Burger und Chips
1 vegetarischer Burger mit 100 g Süßkartoffelchips und 75 g Erbsen

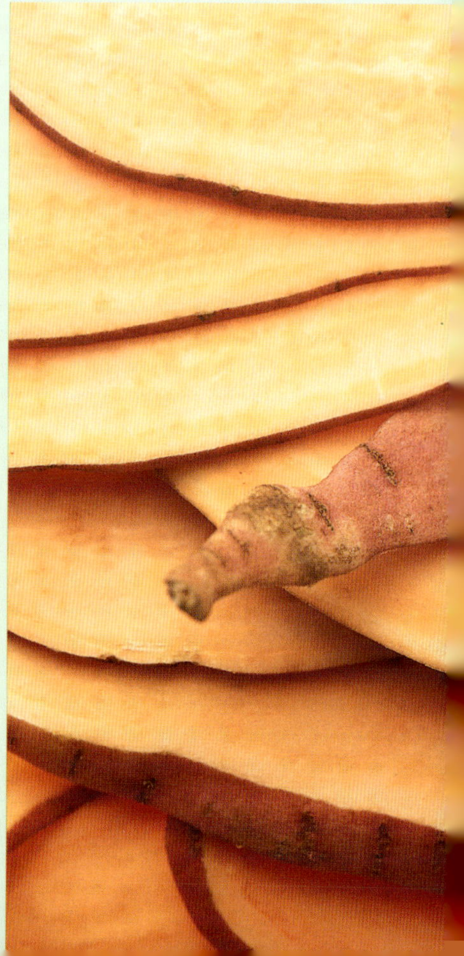

Schon gewusst?

Der Geschmack von zuckerhaltigen Lebensmitteln kann nach so langer „Abstinenz" geradezu ein Schock sein. Die Geschmacksknospen haben sich sicher schon an die neue Ernährung gewöhnt, und womöglich mögen Sie den Geschmack von stark Zuckerhaltigem gar nicht mehr!

Tag 13

Nur noch ein Tag! Konzentrieren Sie sich heute auf Ihre Fortschritte. Gehen Sie so viel wie möglich zu Fuß, nutzen Sie Leerlaufzeiten für Sport, und achten Sie unbedingt darauf, die für den Flüssigkeitshaushalt so wichtigen acht Glas Wasser zu trinken. Je besser das morgige Urteil der Waage ausfällt, desto besser werden Sie sich fühlen.

Frühstück

Buchweizenpfannkuchen
(Rezept siehe Seite 51), dazu 1 Banane, in Scheiben geschnitten, und 1 TL Ahornsirup

150 ml Sojamilch oder entrahmte Milch

ALTERNATIV:

2 Scheiben Früchtebrot
belegt mit 25 g Ricotta oder Frischkäse und 100 g gemischte Beeren

Zwischenmahlzeit

1 Birne

Mittagessen

Eisberg-Salat
Eisbergsalat in unbegrenzter Menge, gemischt mit 1 TL fettarmem vegetarischem Salat-Dressing und 25 g geriebenem Parmesan. Darauf 75 g Antipasti wie gebratene Auberginen, Pilze oder Paprika geben (das Öl abtropfen lassen und Gemüse auf Küchenkrepp legen, erst dann zum Salat geben).

Zwischenmahlzeit

Erdbeeren mit Sahne
100 g Erdbeeren mit 1 TL Schlagsahne oder Joghurt

Abendessen

Gemüsecurry
(Rezept siehe Seite 67), serviert mit 25 g Basmatireis und 50 g Linsen (beides Trockengewicht), nach Packungsangaben zubereitet. Dazu eine Portion Spinat, mit Zitronensaft und Muskat würzen.

ALTERNATIV:

Fertiges Gemüsecurry
Wählen Sie ein Produkt mit weniger als 300 kcal (1260 kJ). Dazu Reis, Linsen und Spinat wie oben beschrieben reichen.

Motivations**tipp**

Durch Sport ist der Stoffwechselumsatz für etwa zwölf Stunden (je nach Intensität der sportlichen Betätigung) leicht erhöht.

Tag 14

Sie haben das Ende der offiziellen Diät erreicht, das heißt aber nicht, dass Sie aufhören sollen, abzunehmen. Entweder wiederholen Sie den Zwei-Wochen-Plan so lange, bis Sie Ihr Wunschgewicht erreicht haben, oder Sie stellen sich mit Hilfe der GI-Regeln und der Kalorientabellen einen eigenen Ernährungsplan zusammen.

Frühstück

Toast mit Käse

2 Scheiben Körner-, Gersten- oder Sojatoast, jeweils mit 25 g geriebenem Käse belegt und überbacken. Dazu gegrillte Tomaten und Pilze

150 ml ungesüßter Orangensaft

Zwischenmahlzeit

1 Banane

Mittagessen

Falafel-Salat

6 gegrillte Falafel-Bällchen, dazu einen großen Salat aus Rukola, Bohnensprossen, Tomaten, grüner Paprika und 1/2 Avocado

Zwischenmahlzeit

1/2 Mango

dazu 75 g fettarmer Hüttenkäse

Abendessen

Geschmorte Linsen mit Pilzen und Gremolata

(Rezept siehe Seite 89) dazu 50 g gedünsteter Brokkoli

ALTERNATIV:

Gegrillte Pilze und schneller Linsensalat

2 gegrillte Portobello-Pilze, dazu 200 g schneller Linsensalat (Rezept siehe Seite 46) und einen großen Salat mit Rukola, Gurke und 3 sonnengetrocknete Tomaten.

Aus der **Trickkiste**

Glückwunsch! Einen Diätplan länger als ein paar Tage einzuhalten ist für die meisten Menschen unglaublich schwer. Nun haben Sie es geschafft, sich zwei Wochen lang nach den neuen Essmustern zu ernähren, und haben gewiss angefangen, sich daran zu gewöhnen. Daher wird es relativ leicht, den Plan fortzusetzen.

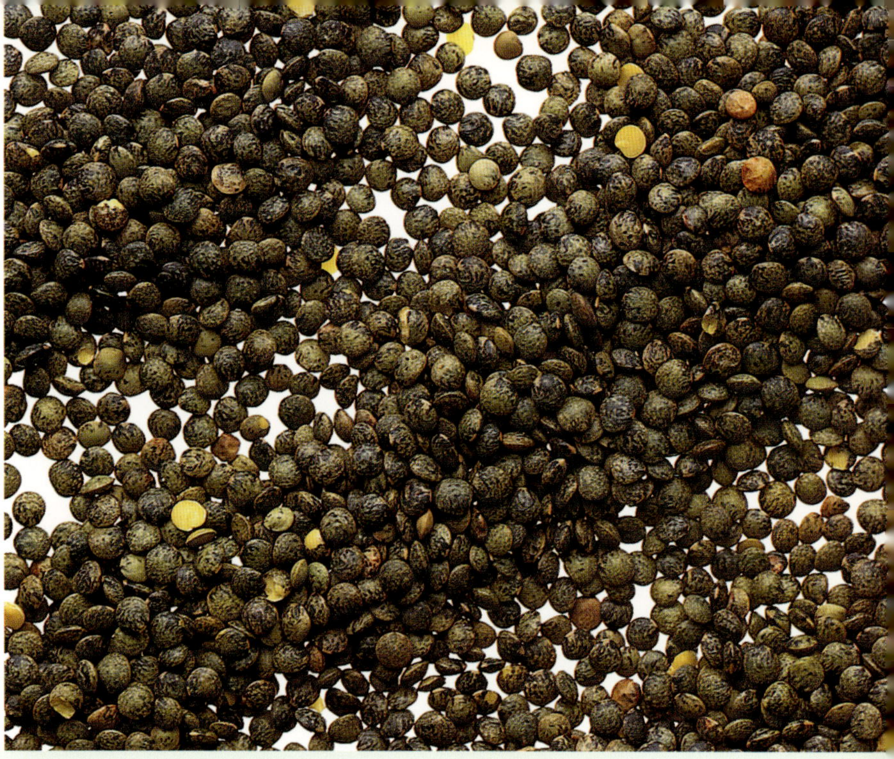

Geschmorte Linsen mit Pilzen und Gremolata

Vorbereitungszeit: 15 Minuten, plus Ruhezeit

Kochzeit: 30 Minuten

2 Portionen

2 EL Olivenöl

1 Zwiebel, fein geschnitten

1 Stange Sellerie, in Scheiben geschnitten

1 Mohrrübe, in Scheiben geschnitten

75 g Puy-Linsen, abgespült

300 ml Gemüsebrühe

125 ml trockener Weißwein

1 Lorbeerblatt

1 EL gehackter Thymian

175 g Pilze, in Scheiben geschnitten

Salz und Pfeffer

GREMOLATA

1 EL gehackte Petersilie

fein geriebene Schale von 1/2 Zitrone

1 Knoblauchzehe, gehackt

1 1 EL Olivenöl in einem Topf erhitzen und Zwiebeln, Sellerie und Mohrrüben 3 Minuten lang braten. Linsen, Brühe, Wein, Kräuter, eine großzügige Prise Pfeffer und eine kleine Prise Salz hinzugeben. Zum Kochen bringen, 20 Minuten (bzw. bis die Linsen weich sind) auf niedrigerer Hitze und ohne Deckel leicht köcheln lassen.

2 In der Zwischenzeit die Zutaten für die Gremolata miteinander vermischen.

3 Das restliche Öl in einer Pfanne erhitzen, Pilze dazugeben und etwa 2 Minuten lang scharf anbraten, bis sie goldbraun sind.

4 Mit einer Suppenkelle die Linsen auf den Tellern verteilen, die Pilze darauf geben und mit Gremolata bestreut servieren.

kcal: **326 (1370 kJ)**
Protein: **12 g**
Kohlenhydrate: **24 g**
Fett: **17 g**
GI: **N**

Ernährungstipp:
Linsen sind eine exzellente Protein- und Eisenquelle und stellen zudem bei Gerichten aller Art eine sättigende Basis oder aber eine wunderbare Beilage dar.

Kleine GI-bewusste **Gaumenfreuden**

Wer die Kalorienmenge der Abnehmprogramme erhöhen muss oder einfach einen kalorienarmen, GI-bewussten Snack zwischen den Mahlzeiten essen möchte, findet nachstehend 50 Vorschläge.

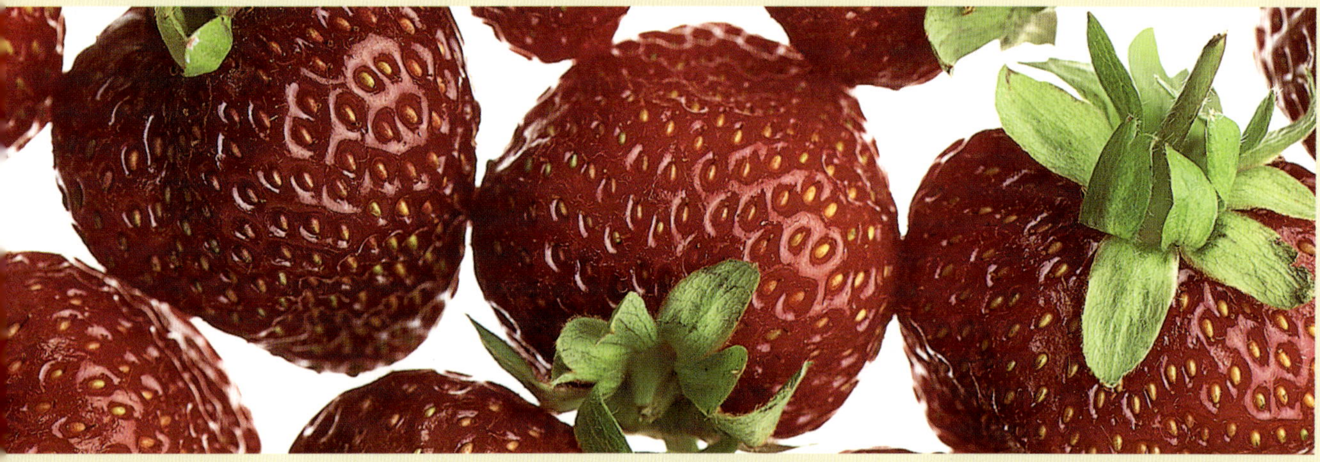

Etwa **50 kcal (210 kJ)**

- 1 Apfel, Orange, Birne oder eine sonstige mittelgroße Frucht
- 175 g kleine Früchte, wie Beerenobst oder Kirschen
- 3 Satsumas, Kiwis oder Aprikosen
- 150 g sehr fettarmer Fruchtjoghurt
- 3 EL Salsa mit 3 Stangen Sellerie zum Dippen
- 1 Haferplätzchen mit 1 TL zuckerarmer Marmelade
- 15 Oliven
- 200 ml Mohrrübensaft
- 150 ml entrahmte Milch oder 100 ml Sojamilch
- 5 Mandeln
- Gemüseteller mit 200 g Staudensellerie, Mohrrüben, Gurke und Cherrytomaten
- 75 g Erdbeeren mit 1 TL fettreduzierter Sahne
- 2 Scheiben magerer Schinken, eine Tomate und ein wenig Senf
- Garnelencocktail aus 50 g Garnelen mit $^{1}/_{2}$ TL fettarmer Cocktailsoße auf Eisbergsalat angerichtet
- 1 Scheibe Roggen-Knäckebrot mit 1 fettarmen Käseecke
- 25 g getrocknete Aprikosen

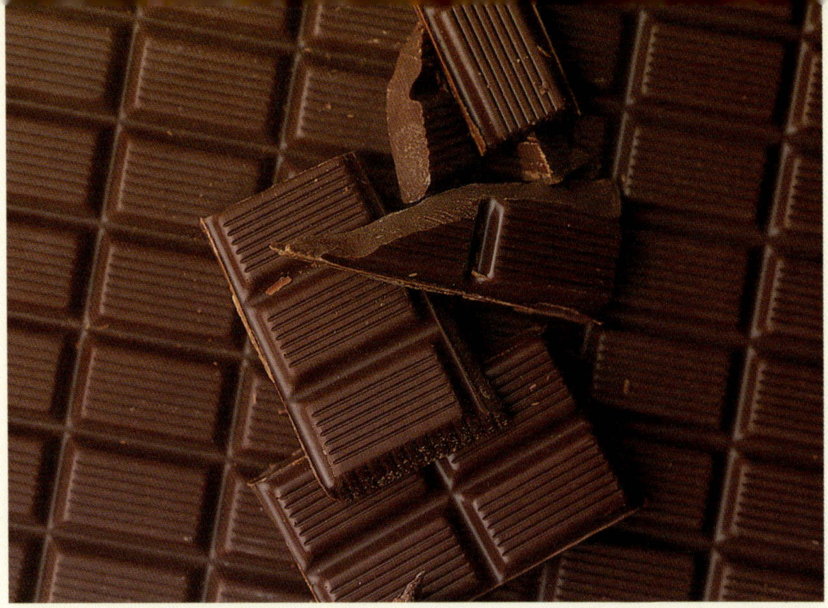

Etwa 150 kcal (630 kJ)

- 1 Scheibe Körner-, Gersten- oder Sojabrot mit einer zerdrückten Banane
- 1 Vollkorn-Tortilla-Wrap, mit Senf bestrichen und mit 25 g magerem Schinken und 1 Tomate gefüllt
- 2 Scheiben Roggen-Knäckebrot mit 50 g fettarmem Frischkäse und 25 g Beerenobst oder 1 TL zuckerarmer Marmelade
- 1 Scheibe Toast mit 75 g weißen Bohnen in Tomatensoße aus der Dose
- 50 g vegetarische Pastete mit 2 gestiftelten rohen Mohrrüben
- 1/2 Avocado, gefüllt mit 2 EL Salsa oder 25 g Garnelen
- 25 g Kleieflocken mit 150 ml entrahmter Milch und 25 g Beerenobst
- 40 g fettarmer Edamer Käse und 50 g Trauben
- 4 Hähnchen-Nuggets
- 25 Erdnüsse, Cashewnüsse oder Pistazien
- 10 Oliven und 6 gesalzene Mandeln
- 25 g Zartbitter-, Vollmilch- oder weiße Schokolade
- 25 g Erdnüsse mit Schokoladenüberzug
- Drink aus 200 ml Sojamilch, 1/2 Banane und 50 g Erdbeeren
- 1 Stück vegetarische Pizza (dünner Boden)
- 1 gekochtes Ei und 2 Scheiben Roggen-Toastbrot, mit 1 TL Hefeextrakt bestrichen
- 4 Falafel-Bällchen mit 2 TL Zaziki
- 25 g Parmaschinken mit 100 g Honigmelone

Etwa 100 Kcal (420 Kj)

- 1/2 Apfel mit 1 TL Erdnussbutter
- 1/2 Birne mit 1 TL Schokoladenstreusel
- 2 Scheiben Roggen-Knäckebrot mit 25 g fettarmem Hummus oder 75 g Zaziki
- 1 Scheibe Körner-, Soja- oder Gerstenbrot mit 25 g Tunfisch im Sud oder Hüttenkäse mit Ananas
- 75 g sehr fein geschnittenes Hähnchenfleisch oder Krebsfleisch-Sticks mit 1 TL Salatcreme und 1/2 grünen Paprikaschote, klein geschnitten
- 1 Protein-Shake (siehe Seite 42)
- 1/2 Mango mit 50 g Hüttenkäse
- 300-g-Dose Diät-Tomaten- oder Gemüsesuppe
- 1 Scheibe getoastetes Früchtebrot mit 1/2 TL fettarmem Brotaufstrich
- 25 g Biskuitkuchen (ungefüllt)
- 50 g fettarme Vanille-Eiscreme
- 50 g fettarmer Hummus oder 175 g Zaziki mit 75 g Gurkenstückchen
- 5 Paranüsse
- 4 Stangen Sellerie mit 50 g fettarmem Frischkäse
- 1 EL Sonnenblumenkerne oder Kürbiskerne
- 50 g Quark mit 2 TL Müsli

MEHR ENERGIE MIT DEM GI

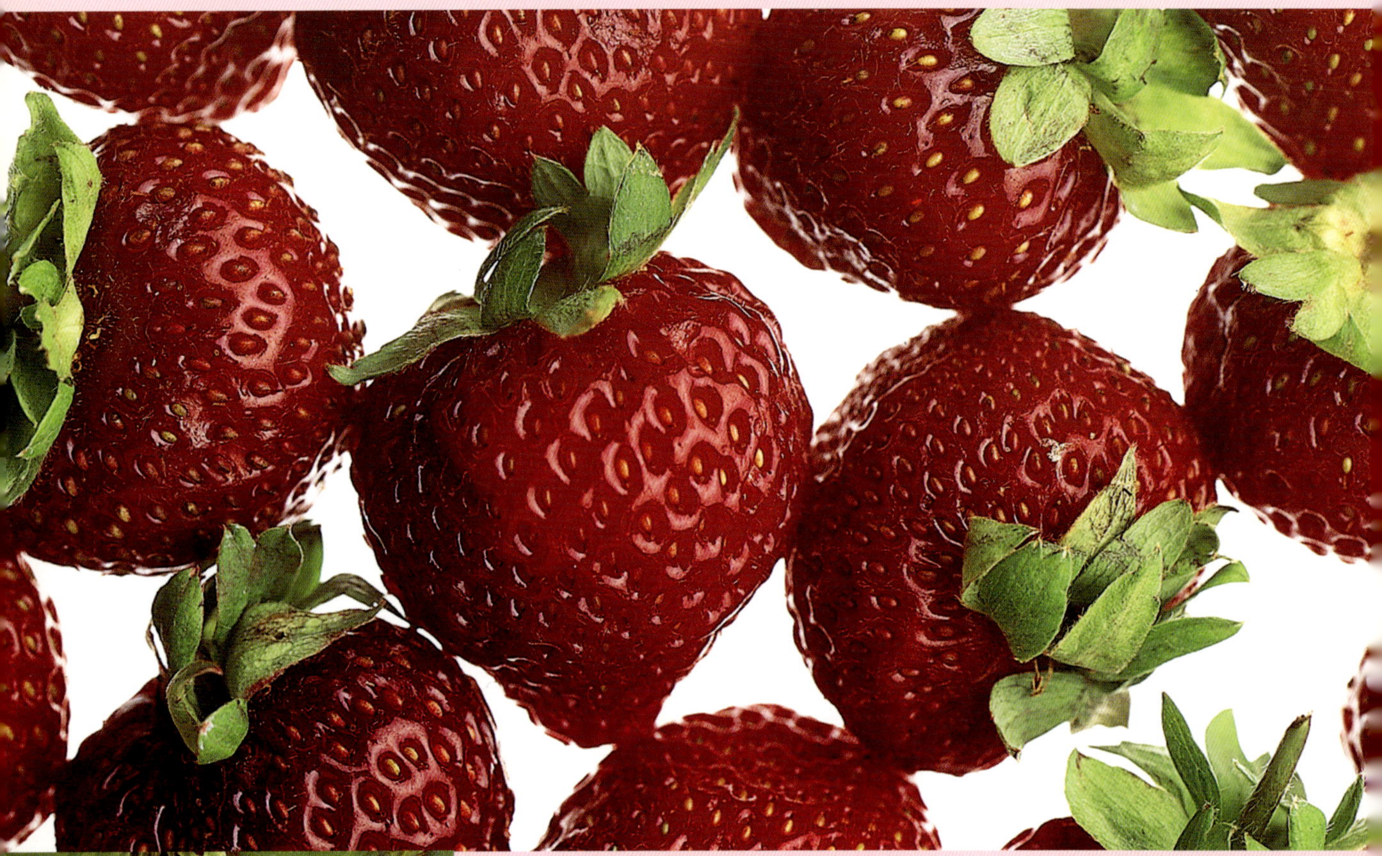

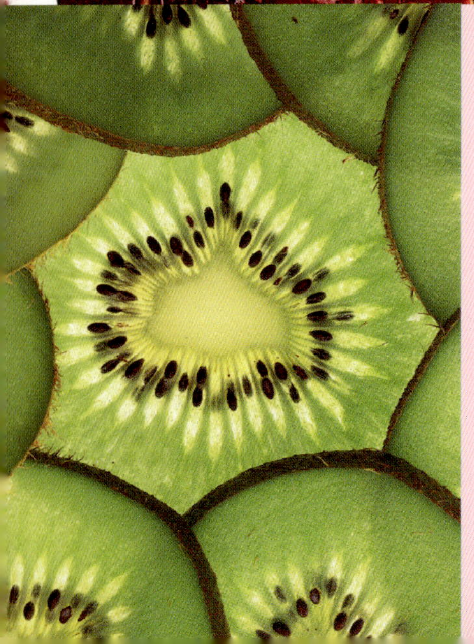

Mit diesem GI-bewussten Ernährungsplan haben Sie das optimale Maß an Energie garantiert dann, wenn Sie es wirklich brauchen.

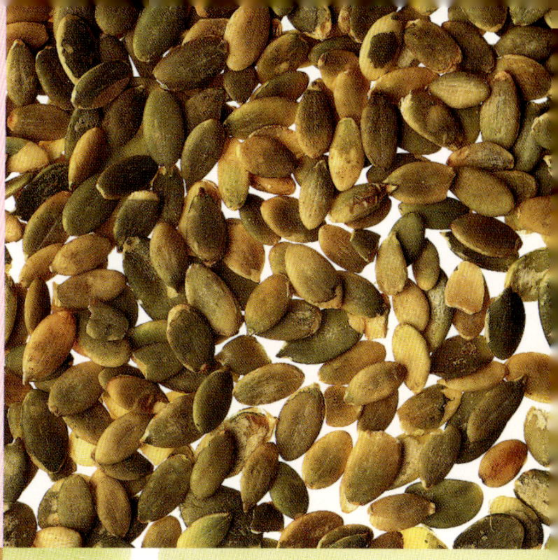

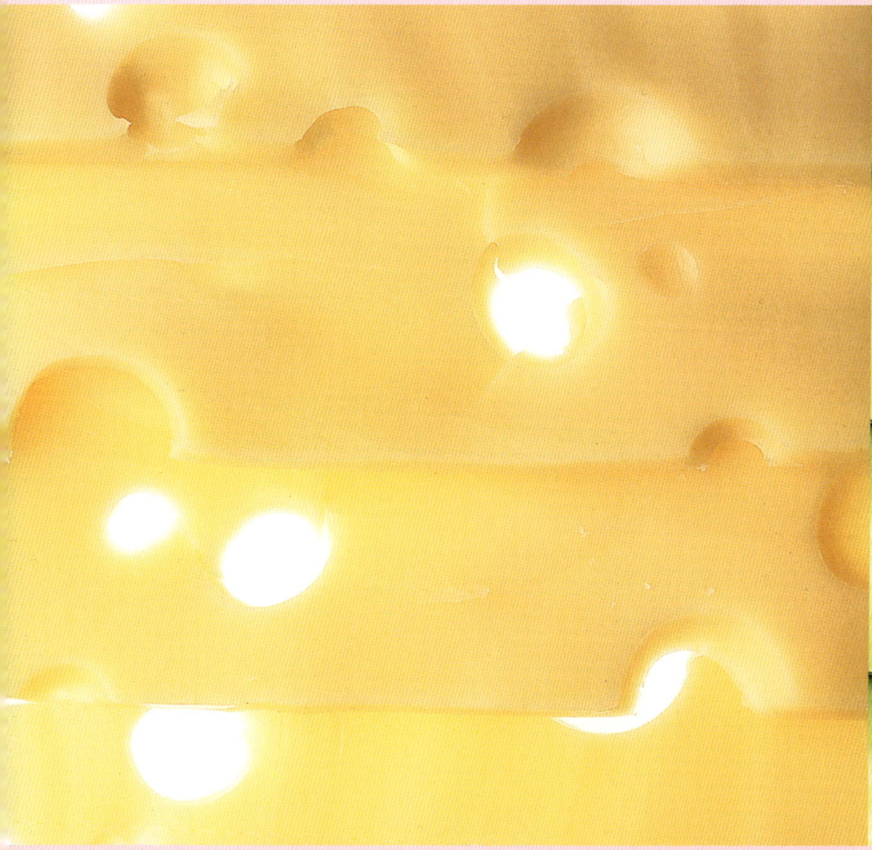

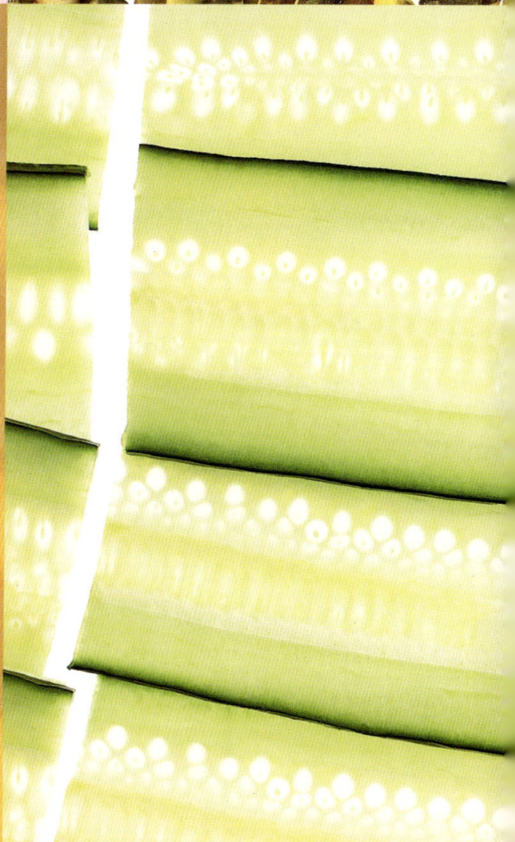

Die meisten Menschen haben das Gefühl, sie benötigten mehr Energie. Zum Teil liegt das Problem darin begründet, dass wir stärker beschäftigt sind als uns gut tut. Daneben ist es aber auch eine Tatsache, dass die Ernährungsweise mit hohem GI, die die meisten Menschen praktizieren, in der Tat Energie raubt und nicht spendet. Mit dem Plan „Mehr Energie mit dem GI“, der Konzentration auf Lebensmittel mit niedrigem GI, und durch Einhalten der Regeln auf Seite 37 können Sie Ihren Energiehaushalt auf Vordermann bringen, Erschöpfung vertreiben und das Leben in vollen Zügen genießen.

Tag 1

Es ist Zeit loszulegen. Halten Sie sich an die angegebenen Mahlzeiten, probieren Sie aber auch die täglichen Tipps zur Energieversorgung aus. Sie helfen, dem Ernährungsplan mehr Power zu geben.

Frühstück

1 Schale Porridge
Haferflocken und entrahmte Milch oder Sojamilch. Dazu eine Hand voll Blaubeeren

1 Glas Orangensaft

Zwischenmahlzeit

1 kleine Hand voll Mandeln, Erdnüsse oder Cashewnüsse

Powertipp

Sofortmaßnahme zur Steigerung der Energie: die Durchblutung des Gehirns anregen. Massieren Sie dazu die gesamte Kopfhaut mit den Fingerspitzen wie beim Haarewaschen.

Mittagessen

Sandwich mit gegrilltem Hähnchenfleisch
Das gegrillte Hähnchenfleisch auf Körner-, Gersten- oder Sojabrot oder aber zwei Scheiben getoastetes Brot mit Hummus.

Salat
Spargel, Cherrytomaten und gelbe Paprika auf einem Bett aus Alfalfasprossen anrichten.

Zwischenmahlzeit

3 Satsumas

1 Banane

Abendessen

Geschmorte Linsen mit Pilzen und Gremolata
(Rezept siehe Seite 89), dazu Spinat und Brokkoli

Energieversorger

Spargel und Alfalfa
Beide neutralisieren den Ammoniak, der im Körper produziert wird und schläfrig macht.

Tag 2

Energie kann sowohl eine Kopfsache als auch eine physische Frage sein. Verwenden Sie heute fünf Minuten darauf, über die positiven Dinge nachzudenken, die mit der neuen Ernährungsweise einhergehen werden. Das gute Gefühl müsste die Ergebnisse maximieren.

Frühstück

1 Schale Flocken
Nehmen Sie Kleieflocken und dazu entrahmte Milch oder Sojamilch sowie eine Banane, klein geschnitten.

1 Glas Obstsaft

Zwischenmahlzeit

Toast mit Erdnussbutter
Verwenden Sie Körner-, Gersten- oder Sojabrot.

Mittagessen

Marokkanischer Kichererbsen-Tomaten-Salat
(Rezept siehe Seite 41), dazu gegrillte Riesengarnelen oder Fetakäse.

Zwischenmahlzeit

1 Apfel

1 Kiwi

Abendessen

Spaghetti
Dazu Carbonara- oder Käsesoße. Einen großen grünen Salat mit Alfalfasprossen und Blattspinat dazu reichen.

Powertipp

Konzentrieren Sie sich auf die Atmung: Sauerstoff verleiht dem Organismus sehr viel Energie. Versuchen Sie, während des Tages tief zu atmen. Weiten Sie die Lungen beim Einatmen und pressen Sie beim Ausatmen mit den Bauchmuskeln alle verbrauchte Luft hinaus.

Energieversorger

Frühstücksflocken
Sie stecken nicht nur voller Ballaststoffe, sondern sind normalerweise auch mit Eisen und B-Vitaminen angereichert.

Tag 3

Durch Sport steigt der Energiespiegel drastisch an. Versuchen Sie ab heute, neben dem Ernährungsplan auch 30 Minuten Bewegung in den Tag einzubauen.

Frühstück

Französischer Toast
Körner-, Gersten- oder Sojabrotscheiben in Ei einweichen und in der mit Ölspray (siehe Ernährungstipp Seite 47) gefetteten Pfanne braten. Dazu Erdbeeren und Apfelstückchen.

Zwischenmahlzeit

1 Orange

1 Banane

Mittagessen

Packung Bohnen- oder Linsensuppe
Dazu gibt es einen großen grünen Salat.

Käsetoast
2 Scheiben Körner-, Gersten- oder Sojatoast mit etwas fettarmem Käse, gegrillt

Zwischenmahlzeit

1 Becher fettarmer Joghurt
mit etwas Müsli

Abendessen

Lachsküchlein
(Rezept siehe Seite 97) mit Tomaten-Paprika-Salsa (Rezept siehe Seite 41). Dazu Spargel reichen.

Energieversorger

Wasser
Das erste Anzeichen von Dehydrierung ist Erschöpfung. Lebensmittel mit hohem Flüssigkeitsgehalt, wie Staudensellerie, Gurke, Fenchel, Äpfel, Birnen, Grapefruit und Trauben, spenden auch Energie.

Powertipp

Arbeiten Sie mit Ihren natürlichen Energiehöhen und -tiefen. Manche sind Morgenmenschen, andere sind später am Tag wacher. Wenn Sie sich während Ihrer natürlichen Energiehochs auf anspruchsvolle Aufgaben konzentrieren, fühlen Sie sich dynamischer und schaffen mehr.

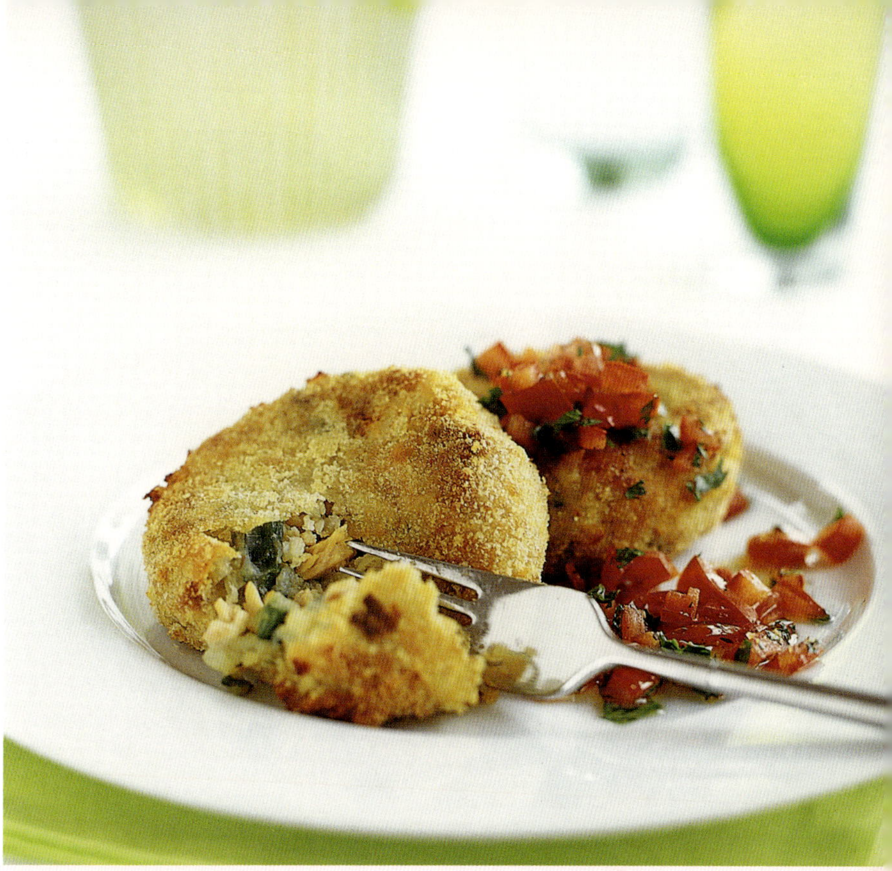

Lachsküchlein

Vorbereitungszeit: 20 Minuten

Kochzeit: 30 Minuten

6 Portionen

500 g junge Kartoffeln

geriebene Schale und Saft von 1 Zitrone

4 EL Milch

1 Bund Frühlingszwiebeln, geschnitten

1/2 TL Cayennepfeffer

400 g Lachs aus der Dose (im Sud), abgetropft und zerkleinert

2 EL Mehl

1 geschlagenes Ei

100 g frische weiße Semmelbrösel

1 EL Olivenöl

Salz und Pfeffer

1 Die Kartoffeln in leicht gesalzenem Wasser weichkochen und zerdrücken, Zitronenschale und -saft, Milch, Frühlingszwiebeln, Cayennepfeffer und Lachs einrühren. Mit Salz und Pfeffer abschmecken.

2 Aus der Mischung 8 Küchlein formen, zuerst im Mehl, dann im Ei und schließlich in den Semmelbröseln wenden und auf ein leicht geöltes Backblech setzen.

3 Das restliche Öl darüberträufeln und im vorgeheizten Ofen bei 200 °C (Gas Stufe 6) 12 – 15 Minuten backen, bis sie goldgelb und kochend heiß sind. Die Küchlein nach der Hälfte der Backzeit einmal wenden.

kcal: **385 (1617 kJ)**
Protein: **25 g**
Kohlenhydrate: **46 g**
Fett: **12 g**
GI: **M**

Ernährungstipp:
Die essenziellen Fettsäuren in Fischen, wie Lachs, Makrele, Barsch und Hering, helfen, Herz und Arterien vor Schäden zu bewahren, und sie sind Energiespender.

Tag 4

Sie sollten mittlerweile eine bedeutende Veränderung Ihres Energiehaushalts bemerken: Die Durchhänger nach dem Mittagessen müssten der Vergangenheit angehören, und außerdem schlafen Sie sicher auch besser, wodurch der Morgen zu einer angenehmeren Tageszeit geworden ist.

Frühstück

Kürbiskern-Aprikosen-Müsli
(Rezept siehe Seite 45) oder 1 Schüssel zuckerarmes Müsli. Dazu entrahmte Milch oder Sojamilch

1/2 Grapefruit

Zwischenmahlzeit

Birnen oder Pfirsiche aus der Dose
im eigenen Saft

Powertipp

Versuchen Sie, täglich ein wenig Sonne oder zumindest natürliches Licht zu erhaschen. Sonnenlicht hilft, die Produktion des schläfrig machenden Hormons Melatonin einzustellen.

Mittagessen

Gefüllte Tortilla und Salat
1 Vollkorn-Tortilla-Wrap gefüllt mit Tunfisch oder 1/2 Avocado, klein geschnitten, Alfalfasprossen und Tomate. Dazu Kopfsalat mit Gurke, Sellerie, Apfelstückchen und Walnüssen; 1 EL fettarme Mayonnaise daruntermischen.

Zwischenmahlzeit

Protein-Shake
(Rezept siehe Seite 42) und 1 Hand voll Beerenobst

ALTERNATIV:
Drink
Sojamilch, Sojajoghurt und eine Hand voll Beerenobst

Abendessen

Parmigiana di Melanzane (Auberginenauflauf)
(Rezept siehe Seite 99) dazu Couscous und Grünkohl oder Wirsing

Energieversorger

Brunnenkresse
Brunnenkresse enthält sehr viel Chlorophyll, das unserem Organismus Sauerstoff zuführt. Probieren Sie auch einmal Weizengras, dunkelgrünen Blattsalat und Grünkohl.

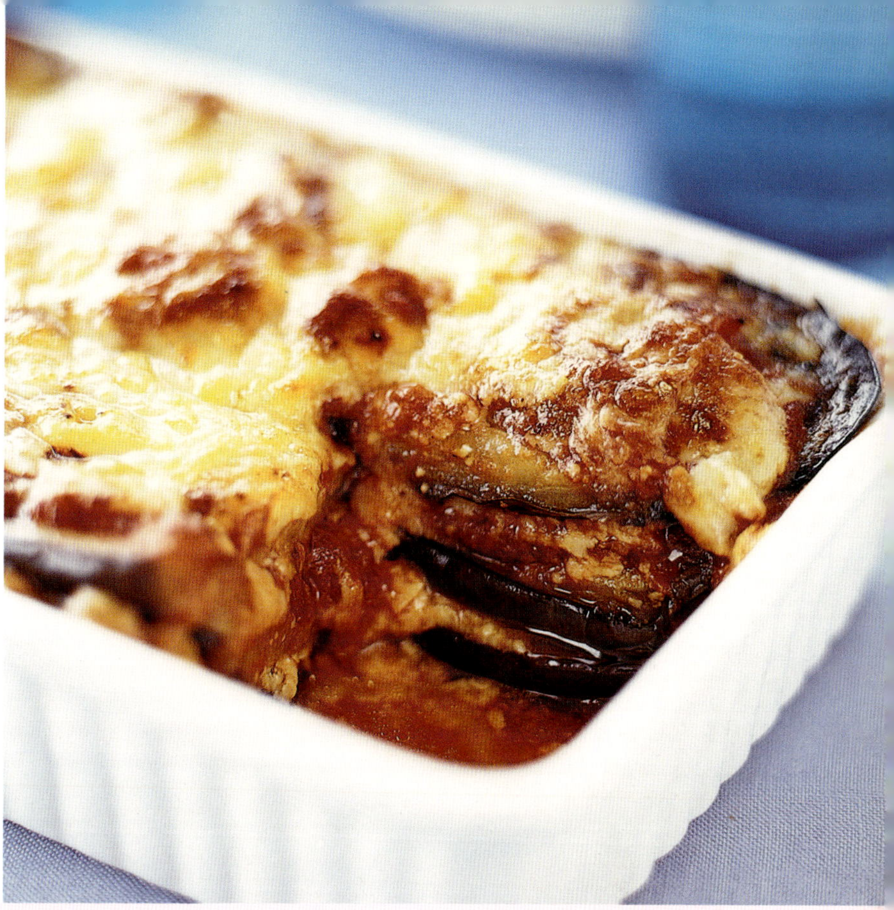

Parmigiana di Melanzane

Vorbereitungszeit: 10 Minuten

Kochzeit: 50 Minuten

6 Portionen

6 Auberginen

2 EL Olivenöl extra vergine

2 Dosen Tomaten in Stücken (800 g)

2 Knoblauchzehen

250 g geriebener Cheddar

50 g geriebener Parmesan

1 Den Auberginenstrunk abschneiden und die Auberginen der Länge nach in Scheiben schneiden. Mit der Hälfte des Öls bepinseln und auf 2 große Backbleche legen. Auf der oberen Schiene bei 200 °C (Gas Stufe 6) 10 Minuten von jeder Seite rösten, bis sie golden und weich geworden sind.

2 In der Zwischenzeit Tomaten und Knoblauch in einen Topf geben und zum Kochen bringen. Bei schwächerer Hitze 10 Minuten köcheln lassen, dann mit Salz und Pfeffer abschmecken.

3 Mit einem Löffel etwas Tomatensoße in eine feuerfeste Form geben und eine Schicht Auberginenscheiben mit etwas Cheddar darauflegen. Tomaten, Auberginen und Cheddar abwechselnd aufschichten, mit Cheddar abschließen. Den Parmesankäse darüberstreuen und den Auflauf 30 Minuten im Ofen backen, bis der Käse goldbraun ist und Blasen wirft.

kcal: **262 (1100 kJ)**
Protein: **18 g**
Kohlenhydrate: **8 g**
Fett: **18 g**
GI: **N**

Ernährungstipp:
Auch Käse kann Energie spenden, denn er enthält die Aminosäure Tyrosin, die bei der Bildung der „Wachsamkeitssubstanzen" Norepinephrin und Dopamin mitwirkt.

Tag 5

Wenn Sie an einem Montag mit diesem Plan begonnen haben, sind Sie nun bei Freitag angekommen. Machen Sie das Beste aus Ihrer neu gewonnenen Energie: Gehen Sie heute Abend aus, und amüsieren Sie sich!

Frühstück

Obstteller
1 Orange, 1 Hand voll Blaubeeren, 1/2 Mango und 1 Hand voll Trauben

2 Haferkekse
mit etwas Ricotta- oder Frischkäse bestrichen

Zwischenmahlzeit

1 Glas entrahmte Milch oder Sojamilch

1 Hand voll Sonnenblumenkerne oder Kürbiskerne

Energieversorger

Blaubeeren
Vitamin C ist ein belebender Nährstoff, und Blaubeeren stecken voller Vitamin C (wie auch Orangen, Grapefruits, rote und grüne Paprika und Kiwis).

Mittagessen

Antipasti-Teller
Eine Auswahl an Gemüse-Antipasti, dazu gegrillte Hähnchenbrust, frische Miesmuscheln oder fettreduzierten Mozzarella

Zwischenmahlzeit

Spargel-Guacamole
(Rezept siehe Seite 82), dazu 2 gestiftelte rohe Mohrrüben

Abendessen

Gemüsecurry
(Rezept siehe Seite 67), serviert mit Basmatireis sowie mit Muskat und Linsen bestreutem Spinat

Powertipp

Öle aus der Aromatherapie sind eine wirkungsvolle Möglichkeit, den Energiehaushalt ins Gleichgewicht zu bringen. Probieren Sie sie als Badezusatz aus oder, für den Energieschub zwischendurch, geben Sie zwei bis drei Tropfen auf ein Tuch, und atmen Sie den Duft tief ein. Die meiste Power kommt aus Grapefruit-, Pfefferminz- und Rosmarinöl. In der Schwangerschaft nicht verwenden!

Tag 6

Das sorgfältig erstellte Gleichgewicht zwischen Kohlenhydraten und Proteinen im Plan „Mehr Energie mit dem GI" hält nicht nur Ihren Energiespiegel den ganzen Tag über hoch, es sorgt auch für erholsamere Nächte. Sie sollten mittlerweile besser schlafen, nutzen Sie daher die nun angenehmere Zeit am Morgen, gehen Sie hinaus, und genießen Sie den Tag!

Frühstück

Buchweizenpfannkuchen
(Rezept siehe Seite 51), dazu Blaubeeren und Crème fraîche

Zwischenmahlzeit

1 Orange

Mittagessen

Rinderbraten
Vor der Zubereitung des Bratens das Fett abschneiden. Reichen Sie dazu Süßkartoffeln (als Brei oder gebraten), Weißkohl, Mohrrüben und Erbsen und ein wenig Bratensaft.

ALTERNATIV:
Blumenkohl mit Käse überbacken
und mit Gemüse wie oben

Zwischenmahlzeit

1 Hand voll getrocknete Aprikosen

Abendessen

Bohnensalat
(Rezept siehe Seite 51), dazu Lachs aus der Dose, gegrilltes Hähnchen oder fettarmer Käse. Einige Scheiben Rote Beete (aber Achtung: Rote Beete haben einen hohen GI, daher sind die Portionen klein zu halten), klein geschnittene gelbe Paprika und geriebene Mohrrüben hinzugeben.

Powertipp

Nehmen Sie ein Problem in Angriff. Ein durchschnittlicher Mensch verbringt 27 Stunden in der Woche damit, sich Sorgen zu machen. Die Resultate sind Stress und wenig Energie. Probieren Sie, eine Angelegenheit, die an Ihnen zehrt, heute zu lösen, und spüren Sie, wie Sie das erleichtert.

Energieversorger

Rotes Fleisch
Durch Eisenmangel kommt es zu einem niedrigen Sauerstoffspiegel und dadurch zu Müdigkeit.
Wer kein Fleisch isst, kann auch aus dunkelgrünem Blattgemüse und getrockneten Früchten Eisen aufnehmen.

Tag 7

Hiermit sind Sie am Ende des vorgegebenen Powerplans. Hoffentlich sind die möglichen Vorteile aus der Konzentration auf Energie spendende Lebensmittel mit niedrigem GI deutlich geworden. Zur Fortsetzung einer GI-bewussten Ernährung erstellen Sie sich einfach mit Hilfe der Regeln auf Seite 37 und der Tabellen ab Seite 118 einen eigenen Speiseplan.

Frühstück

1 pochiertes Ei
dazu weiße Bohnen in Tomatensoße aus der Dose und gegrillte Pilze

1/2 Grapefruit

Zwischenmahlzeit

4 Stangen Sellerie
mit Erdnussbutter oder Frischkäse bestrichen

Mittagessen

Gebratenes Gemüse
Probieren Sie Bok Choy, Mohrrüben, Pilze, Spargel und Zuckererbsen mit gebratenen Garnelen oder Tofu, Sojasoße und Knoblauch.

Zwischenmahlzeit

1 Becher fettarmer Fruchtjoghurt

1 Birne oder 1 Apfel

Abendessen

Enchiladas mit Hähnchenfleisch oder Bohnen
(Rezept siehe Seite 103), dazu ein großer Kopfsalat mit Cherrytomaten und Staudensellerie

Powertipp

Guter Schlaf ist unabdingbar für einen Tag voller Power. Der Ayurveda-Medizin zufolge ist die Zeit zwischen 22 Uhr und 6 Uhr die beste Zeit zum Schlafen, denn man sieht sie als die natürliche Zeit des Körpers zum Kräftetanken an. Wer Einschlafschwierigkeiten hat, kann Kopfsalat ins Abendessen integrieren. Er enthält das natürliche Beruhigungsmittel Lactuarium.

Energie- versorger

Stark gewürzte Speisen geben Energie, denn das Gefühl von Chilis und anderen scharfen Gewürzen auf der Zunge regt die Produktion von Endorphin, einer Substanz im Gehirn, an. Sie steigert die Energie und hebt die Stimmung.

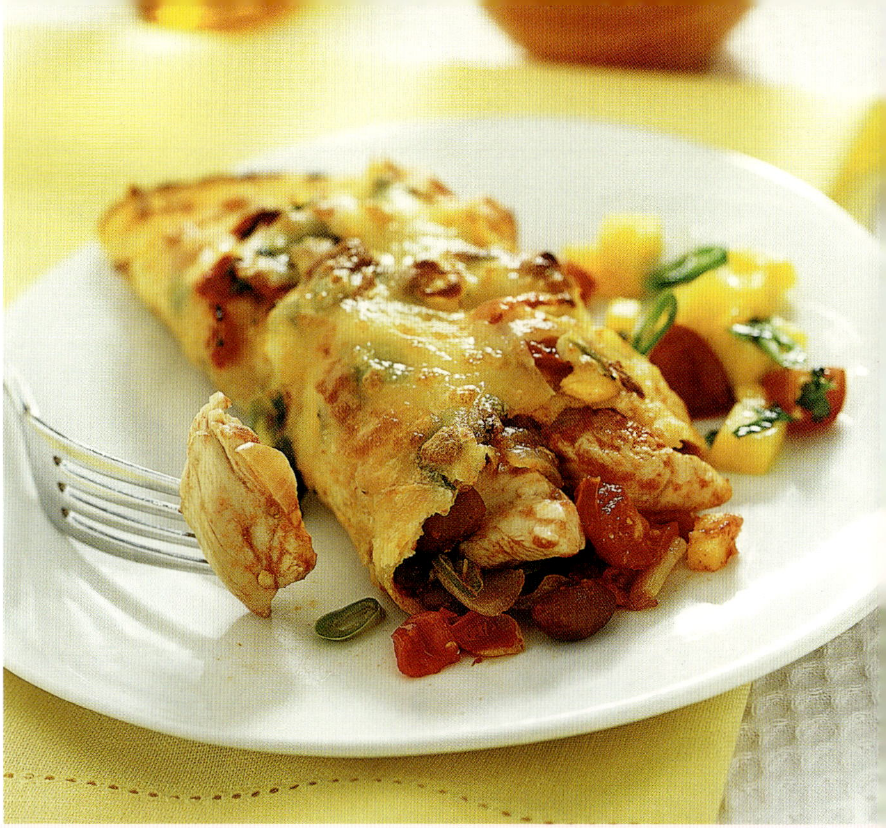

Enchiladas mit Hähnchenfleisch

Für **Bohnen-Enchiladas** das Fleisch weglassen und die Menge der Bohnen verdoppeln.

Vorbereitungszeit: 15 Minuten

Kochzeit: 30 Minuten

6 Portionen

2 TL Pflanzenöl

1 große Zwiebel, gehackt

250 g Wachtelbohnen aus der Dose, abgespült und abgetropft

300 g gekochtes Hähnchenbrustfleisch, enthäutet und in Würfel geschnitten

4 grüne Chilis ohne Samenkörner, gehackt

1 TL getrockneter Oregano

1 große Tomate

1/2 TL Chilipulver

1/2 TL gemahlener Kümmel

400 g Tomaten aus der Dose

12 Vollkorn-Tortillas

6 EL vorbereitete Salsa

7 g fettarmer Mozzarella, zerkrümelt

1 Das Öl in einem Topf erhitzen, Zwiebel hinzugeben und etwa 5 Minuten dünsten. Bohnen, Hähnchenfleisch (falls verwendet), Chilis, Oregano und die frische Tomate unter Rühren hinzugeben. Alles gut erhitzen, dann den Topf vom Feuer nehmen.

2 Die Tomaten in der Küchenmaschine oder dem Mixer zu Salsa zerkleinern. Chilipulver, Kümmel und das Tomatenpüree in einen Topf geben und 2 Minuten köcheln lassen, vom Feuer nehmen.

3 Die Tortillas in die Tomatensalsa tauchen und auf einem Teller beiseite stellen. Die Tortillas mit je 3 EL der Hähnchenmischung füllen. Aufrollen und mit der Nahtstelle nach unten in eine feuerfeste Form geben. Die Salsa mit dem Löffel über die Enchiladas verteilen, den Käse darüber streuen und im vorgeheizten Ofen bei 180 °C (Gas Stufe 4) 20 Minuten lang backen.

kcal: **380 (1596 kJ)**
Protein: **24 g**
Kohlenhydrate: **50 g**
Fett: **9 g**
GI: **N**

Energie-versorger:

Bohnen und Hülsenfrüchte
Sie liefern die Energiespender B-Vitamine und Eisen.

LÄNGER LEBEN MIT DEM GI

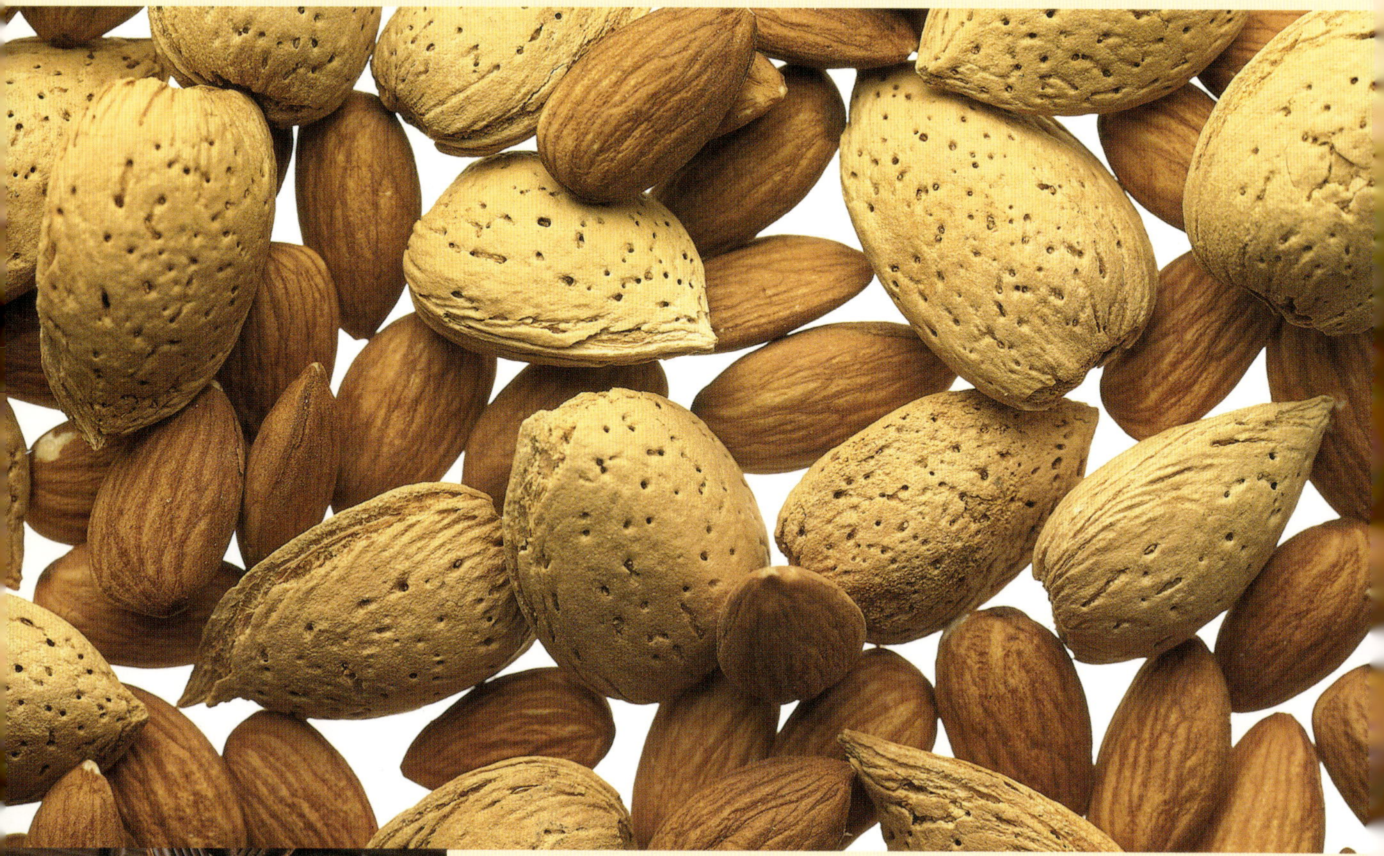

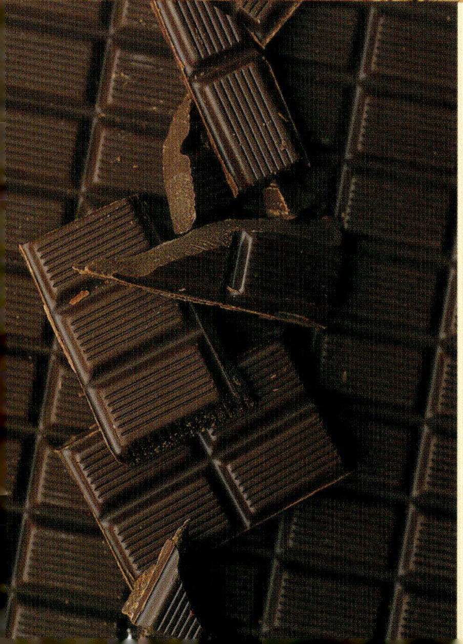

Eine Ernährung nach diesem Plan kann dazu beitragen, das Gewicht zu halten, gesund zu bleiben und besser gegen Krankheiten geschützt zu sein.

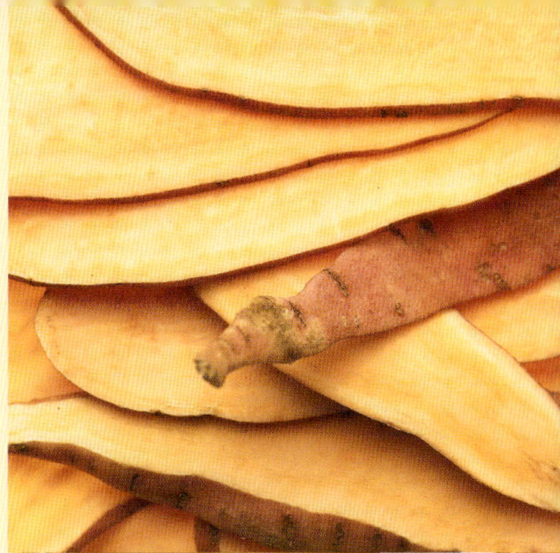

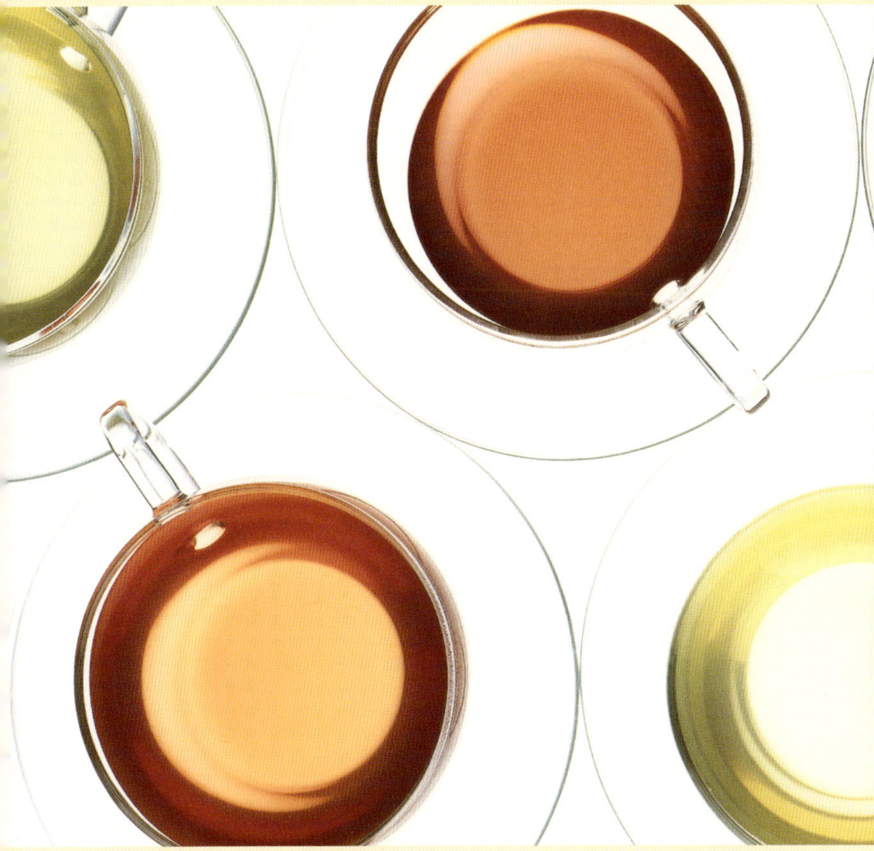

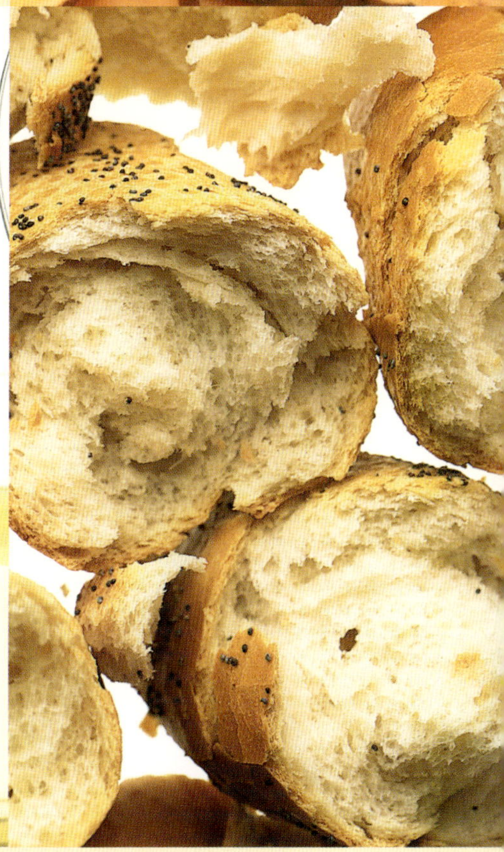

Wir alle wünschen uns ein langes Leben bei guter Gesundheit. Ziel dieses Plans ist es, die Vorteile einer GI-bewussten Ernährung zu maximieren, indem man sich täglich auf Lebensmittel konzentriert, von denen bekannt ist, dass sie eine Anti-Aging-Wirkung haben. Das heißt: viel Obst und Gemüse, sehr viel Bohnen, Hülsenfrüchte und Vollkorn, aber auch Lebensmittel mit Antioxidantien, wie Schokolade und Rotwein. Mit dem Plan „Länger leben mit dem GI“ erhöhen Sie Ihre Chancen auf ein langes Leben und eine stabile Gesundheit.

Tag 1

Heute werden Sie vor allem feststellen, wie einfach es ist, sich „lebensverlängernd“ zu ernähren. Bei „sündigen“ Genüssen wie Sour Cream und Steak könnte es so aussehen, als äßen Sie etwas Ungesundes – das ist weit gefehlt!

Frühstück

1 Schale Müsli
dazu ein wenig entrahmte Milch oder Sojamilch. 1 Banane und 1 Hand voll Erdbeeren oder Himbeeren hinzugeben.

1 Tasse Tee
(Trinken Sie heute möglichst 3 weitere Tassen Tee)

Zwischenmahlzeit

Brokkoliröschen
Fettarme Sour Cream mit etwas Schnittlauch zum Dippen

Mittagessen

Sandwich
Körner-, Gersten- oder Sojabrot, mit Lachs aus der Dose oder einem gekochten Ei und einer Hand voll Brunnenkresse belegen.

Tomatensuppe

Zwischenmahlzeit

2 Früchte

1 Becher fettarmer Joghurt

Abendessen

Mageres Filetsteak
Sichtbares Fett entfernen und das Steak grillen. Dazu Linsen und einen großen Salat mit Rukola, Avocado und Staudensellerie reichen.

1 Glas Rotwein

ALTERNATIV:
Kichererbsen-Mangold-Tortilla
(Rezept siehe Seite 107), dazu Salat und Wein wie oben

Tipp für ein **längeres Leben**

Seien Sie aktiver. Menschen, die 1500 Kalorien in der Woche mit leichter körperlicher Betätigung, wie Gartenarbeit, Golf oder Walking, verbrennen, leben 1,6 Jahre länger als Menschen mit einem weniger aktiven Lebensstil.

Kichererbsen-Mangold-Tortilla

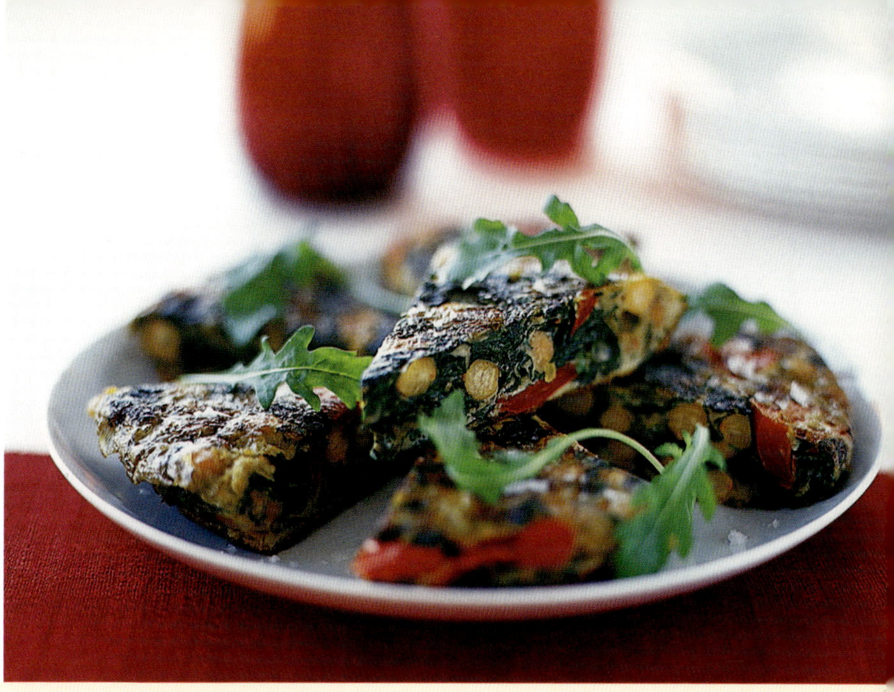

Vorbereitungszeit: 20 Minuten

Kochzeit: 15 Minuten

4 Portionen

4 EL Olivenöl

1 Zwiebel, gehackt

1 rote Paprika, ausgehöhlt und gehackt

4 Knoblauchzehen

1/2 TL getrocknete, zerstoßene Chilischote

500 g Mangold oder Blattspinat

400 g Kichererbsen aus der Dose, abgespült und abgetropft

6 Eier

2 EL gehackte Petersilie

Salz und Pfeffer

1 Die Hälfte des Öls in einer großen beschichteten Pfanne erhitzen. Zwiebeln, rote Paprika, Knoblauch und Chili hinzugeben, 10 Minuten bei mäßiger Hitze goldbraun anbraten.

2 In der Zwischenzeit den Mangold waschen und trocknen und die dicken Blattstiele herausschneiden. Die Blätter klein schneiden. Mangold mit den Kichererbsen zu dem Zwiebelgemüse in die Pfanne geben und 5 Minuten bei mäßiger Hitze dünsten.

Hervorragend **gegen das Altern**

• **Banane** enthält viel blutdrucksenkendes Kalium.

• **Tee** steckt voller Antioxidantien, die Herzerkrankungen vorbeugen.

• **Brokkoli** ist eines der Krebs bekämpfenden Gemüse aus der Gattung der Cruciferae. Schon die Menge einer halben Tasse pro Woche fördert die Gesundheit.

3 Die Eier in eine Schüssel aufschlagen, Petersilie, Salz und Pfeffer hinzufügen. Die Kichererbsen-Masse unter Rühren hinzugeben. Die Pfanne auswischen und das restliche Öl hineingeben. Die ganze Masse einfüllen und bei schwacher Hitze 10 Minuten lang backen, bis die Tortilla fast vollständig durch ist.

4 Die Tortilla vorsichtig aus der Pfanne auf einen großen Teller gleiten lassen, die Pfanne umgedreht über den Teller halten, wenden und die Tortilla von der anderen Seite weitere 5 Minuten ganz durch backen. Zum Servieren wie einen Kuchen aufschneiden.

kcal: **426 (1790 kJ)**
Protein: **23 g**
Kohlenhydrate: **20 g**
Fett: **29 g**
GI: **N**

Tag 2

Bei einer Ernährungsweise für mehr Lebensqualität ist es wichtig, dass die Mahlzeiten schnell und einfach zuzubereiten sind. Heute werden Sie diese Vorteile wirklich spüren, denn drei superschnelle, köstliche Gerichte stehen auf dem Plan.

Frühstück

Rührei
2 Eier und etwas Milch verrühren und in wenig Butter anbraten. Dazu geräucherten Lachs auf 1 Scheibe Körner-, Soja- oder Gerstentoast reichen.

1 Glas Obstsaft

Zwischenmahlzeit

1 Apfel und 1 Birne

Mittagessen

Rohkostteller
mit Staudensellerie, Mohrrüben, Cherrytomaten und Zuckererbsen

Kleine Schale Hummus

Zwischenmahlzeit

Drink
aus entrahmter Milch oder Sojamilch, 1 Banane, 1 Hand voll Blaubeeren und 1 Hand voll Erdbeeren

Abendessen

Fisch-Pilz-Spieße nach Thai-Art
(Rezept siehe Seite 108), dazu Couscous und Spinat

ALTERNATIV:

Tofu-Pilz-Spieße nach Thai-Art
(Rezept siehe Seite 108), Fisch durch festen Tofu ersetzen. Dazu Couscous und Spinat servieren.

Hervorragend **gegen das Altern**

- **Fisch** (sowohl ölhaltiger als auch weißer) schützt vor Alterserscheinungen. Er reduziert das Risiko eines Schlaganfalls oder Herzinfarkts und einer Arthritis.

- **Blaubeeren** gehören zur Familie der violetten Lebensmittel, die die meisten Antioxidantien enthalten.

- **Spinat** ist reich an einem Inhaltsstoff namens Lutein, der Herzerkrankungen und Altersblindheit vorbeugen kann.

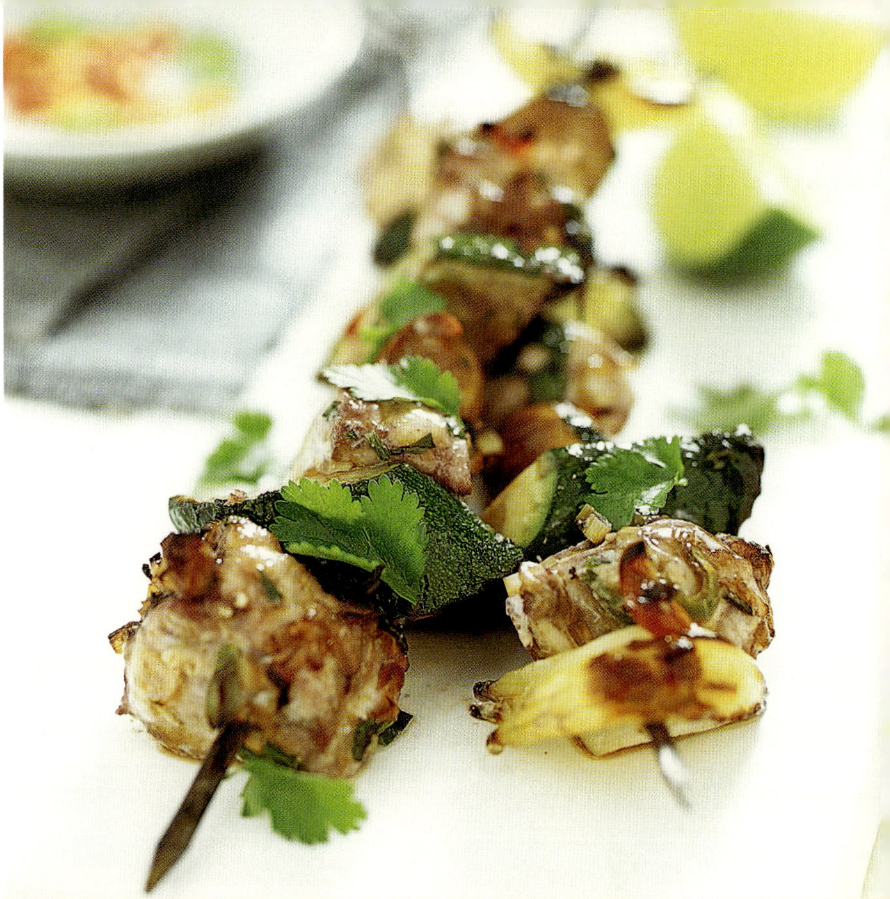

Fisch-Pilz-Spieße nach Thai-Art

Vorbereitungszeit: 15 Minuten, plus Zeit zum Marinieren

Kochzeit: 10 Minuten

4 Portionen

500 – 750 g festen weißen Fisch (Seeteufel, Schwertfisch, Dorsch oder Schellfisch)

1 Zucchini, in 8 Stücke geschnitten

1 Zwiebel, geviertelt und in Schichten

8 Pilze

Pflanzenöl zum Einpinseln

MARINADE

Geriebene Schale und Saft von 2 Limetten

1 Knoblauchzehe, fein gehackt

2 EL fein geschnittene frische Ingwerwurzel

2 Chilischoten, ohne Samen und fein gehackt

2 Stängel Zitronengras, fein gehackt

1 Hand voll Koriander, fein gehackt

1 Glas Rotwein

2 EL Sesamöl

Pfeffer

Tipp für ein **längeres Leben**

Reinigen Sie die Zahnzwischenräume mit Zahnseide. Merkwürdig, aber wahr: Dies reduziert das Risiko für Herzerkrankungen, da die Bakterien, die Zahnfleischerkrankungen hervorrufen, auch Arterienverstopfungen mitverursachen.

1 Die Zutaten für die Marinade in eine große Schüssel geben. Den Fisch in große Würfel schneiden und mit Zucchini, Zwiebeln und Pilzen in die Marinade geben. Zudecken und 1 Stunde in den Kühlschrank stellen.

2 Grillrost leicht mit Öl fetten, damit die Spieße nicht festkleben. 4 Spieße abwechselnd mit den Fischwürfeln, Pilzen, Zucchini und Zwiebeln bestücken. Mit etwas Öl bestreichen und in einem vorgeheizten Grill etwa 10 Minuten grillen, regelmäßig wenden.

kcal: **195 (819kJ)**
Protein: **30 g**
Kohlenhydrate: **3 g**
Fett: **5 g**
GI: **N**

Tag 3

Dieser Plan bedeutet Vorsorge für die Zukunft. Vergessen Sie darüber aber nicht, dass diese Ernährung aufgrund der GI-bewussten Lebensmittel auch täglich die Gesundheit fördert, und zwar durch mehr Energie und bessere Gemütsverfassung. Das sollte sich jetzt langsam bemerkbar machen.

Frühstück

1 Schale Porridge
(Rezept siehe Seite 40), wahlweise mit entrahmter Milch bzw. Sojamilch zubereitet. Dazu einige Sultaninen und ein halber Apfel, klein geschnitten

Zwischenmahlzeit

2 Scheiben Roggen-Knäckebrot
belegt mit dünnen Scheiben Cheddarkäse (fettarm)

Mittagessen

Geräucherte Makrele auf Toast
Geräucherte Makrele oder Sardinen auf 2 Scheiben Körner-, Soja- oder Gerstentoast legen, mit Rukola oder Tomatenscheiben garnieren.

Obstsalat
Vier verschiedene Obstsorten, klein geschnitten, mit Orangensaft beträufeln. Erdbeeren, Kiwis, Satsumas und Bananen passen gut zusammen.

ALTERNATIV:

1 pochiertes Ei auf Spinatbett
dazu 1 Scheibe Körnertoast und als Dessert ebenfalls Obstsalat.

Zwischenmahlzeit

1 Hand voll Walnüsse

1 Hand voll Paranüsse

Abendessen

Thai-Nudeln mit Gemüse und Tofu
(Rezept siehe Seite 85)

Hervorragend **gegen das Altern**

• **Haferflocken:** Kalzium hilft, die Knochen zu schützen, wenn wir älter werden, und Haferflocken sind reich an Kalzium. Außerdem senken Sie den Cholesterinspiegel.

• **Nüsse:** Wer mehr als fünfmal pro Woche Nüsse isst, kann zehn Jahre länger leben. Den Grund schreibt man dem Vitamin E (schützt das Herz) und Selen (Antioxidantium) zu.

• **Tofu:** Das Sojaprodukt ist besonders reich an Phytoöstrogenen, die Krebserkrankungen vorbeugen. Außerdem hilft Tofu, den Körper zu entgiften.

Tipp für ein **längeres Leben**

Denken Sie an etwas Schönes. Forschungsergebnissen an der University of Kentucky zufolge leben Optimisten zehn Jahre länger als Pessimisten.

Tag 4

Untersuchungen haben gezeigt, dass Menschen mit einer sehr abwechslungsreichen Ernährung länger leben als Menschen mit eintönigem Speisezettel. Heute werden Sie über 20 verschiedene Lebensmittel verspeisen – ein Speiseplan als Rezept für ein langes, gesundes Leben.

Frühstück

1 Schale Kleieflocken
Nehmen Sie grobe Kleieflocken, dazu entrahmte Milch oder Sojamilch und 2 Hände voll Beerenobst.

1/2 Grapefruit

Zwischenmahlzeit

1 Hand voll Aprikosen

Mittagessen

1/2 Avocado
mit Garnelen oder Walnüssen und etwas Cocktail-Dressing oder Mayonnaise. Dazu einen großen Salat aus Rotkohl, Mohrrübe und Zwiebel

Zwischenmahlzeit

Selleriestangen oder Birnenstücke
Als Dip Erdnussbutter oder Frischkäse

Abendessen

Warmer Auberginensalat
(Rezept siehe Seite 53), dazu gegrillte Lachssteaks oder Büffelmozzarella-Scheiben und 1 – 2 Scheiben Körner-, Soja- oder Gerstenbrot

1 Glas Rotwein

Tipp für ein **längeres Leben**

Abnehmen! Man hat errechnet, dass jedes Pfund Übergewicht das Leben um 36 Tage verkürzt. Halten Sie sich daher an ein gesundes Gewicht. Die neueste Methode zur Überprüfung heißt: den Halsumfang messen. Beträgt er weniger als 37 cm (Männer) bzw. 34 cm (Frauen), sind Sie nach Auffassung israelischer Ärzte nicht übergewichtig.

Hervorragend **gegen das Altern**

• **Avocado:** Sie enthält große Mengen des Antioxidantiums Glutathion. Ein hoher Glutathionspiegel kann Ihre Lebenserwartung erhöhen.

• **Olivenöl:** Es enthält Vitamin E (schützt das Herz) – da überrascht es nicht, dass Menschen in Ländern mit dem höchsten Olivenölkonsum länger leben.

• **Wein:** Wie andere Produkte aus violettem Obst und Gemüse ist Wein reich an Antioxidantien. Genießen Sie alkoholische Getränke grundsätzlich nur in Maßen.

Tag 5

Mittlerweile müsste Ihnen auffallen, dass Heißhungerattacken der Vergangenheit angehören. Warum das so ist? Weil Ihr Insulinspiegel ins Gleichgewicht kommt und solche appetitanregenden Energieeinbrüche vermieden werden.

Frühstück

Frühstücksplatte
Apfelstücke, Käsescheiben, Staudensellerie, Walnüsse und Hüttenkäse, dazu 3 Scheiben Roggen-Knäckebrot

1 Glas Orangensaft

Zwischenmahlzeit

Toast und Erdnussbutter
2 Scheiben Körner-, Soja- oder Gerstenbrot, getoastet und mit Erdnussbutter bestrichen

Mittagessen

Süßkartoffel-Kokosnuss-Suppe
(Rezept siehe Seite 113), oder eine Packung fertiger Suppe auf Bohnenbasis, dazu ein großer Salat aus grünen Bohnen, Kichererbsen, klein geschnittenen Tomaten und 1 gekochten Ei

Zwischenmahlzeit

4 Stücke Zartbitterschokolade

1 Glas entrahmte Milch oder Sojamilch

Abendessen

Hähnchen aus dem Bräter mit Perlgraupen
(Rezept siehe Seite 65), dazu ein kleiner gemischter grüner Salat, etwas Balsamico-Essig darüberträufeln.

Hervorragend **gegen das Altern**

• **Süßkartoffeln** stecken voller Antioxidantien und sind das Anti-Aging-Lebensmittel schlechthin.

• **Knoblauch** beugt Arterienverstopfung vor. Es heißt, täglicher Knoblauchgenuss verjünge das Herz um 13 Jahre.

• **Schokolade** enthält genauso viele Antioxidantien wie Pflaumen, da kann man gelegentlich über den hohen Fettgehalt hinwegsehen.

Süßkartoffel-Kokosnuss-Suppe

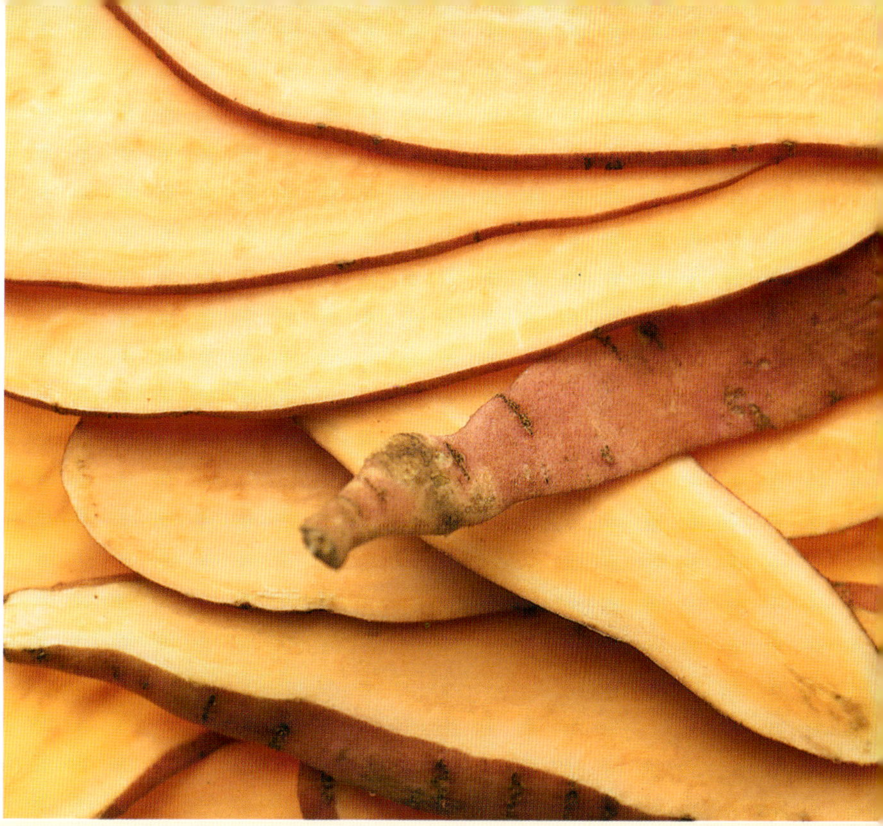

Vorbereitungszeit: 25 Minuten

Kochzeit: 50 Minuten

4 Portionen

4 EL Olivenöl

2 Zwiebeln, sehr klein geschnitten

500 g Süßkartoffeln, geschält und grob in Stücke geschnitten

2 Knoblauchzehen, gepresst

7,5 cm großes Stück einer frischen Ingwerwurzel, geschält und fein gehackt

1/2 TL getrocknete, zerstoßene Chilischoten

600 ml Wasser

400-ml-Dose Kokosnussmilch

2 EL Kokosnussraspel

Salz und Pfeffer

1 Öl erhitzen und die Zwiebeln etwa 10 Minuten lang, bzw. bis sie goldbraun werden, darin anbraten. Die Süßkartoffelstücke hinzugeben und 4 – 5 Minuten lang braten, bis das Fleisch leicht braun wird.

Tipp für ein **längeres Leben**

Nehmen Sie Vitamin C zu sich. Frauen, die täglich 300 – 400 mg Vitamin C zu sich nehmen, sind in einem Maße gegen Herzerkrankungen geschützt, das ihr Leben um ein Jahr verlängern kann, sagen Forscher an der University of California. Männer sind grundsätzlich anfälliger für Herzerkrankungen, daher verlängert sich ihre Lebenserwartung aufgrund dieser Dosis um sechs Jahre.

2 Gepressten Knoblauch, gehackten Ingwer, getrocknete Chilischoten, Wasser und Kokosmilch hinzugeben. Die Kokosraspel darüberstreuen, salzen und pfeffern und ganz leicht köcheln lassen (nicht sprudelnd kochen). Zugedeckt 30 – 35 Minuten köcheln lassen.

3 Wenn die Süßkartoffeln weich sind, Suppe etwas abkühlen lassen und portionsweise im Mixer oder der Küchenmaschine pürieren. Wieder in den Topf zurückgeben, abschmecken, gut erhitzen und servieren.

kcal: **406 (1705 kJ)**
Protein: **4 g**
Kohlenhydrate: **35 g**
Fett: **8 g**
GI: **M**

Tag 6

Für eine gute Gesundheit werden täglich fünf Portionen Obst und Gemüse empfohlen, für eine optimale Gesundheit und zur Krankheitsvorbeugung zehn Portionen. Sie halten das für kompliziert? Bedenken Sie, dass Sie es mit diesem Plan tagtäglich erreichen.

Frühstück

Sommerliche Früchte mit Honig-Haferflocken
(Rezept siehe Seite 115)

ALTERNATIV:

1 Schale Porridge
(Rezept siehe Seite 40), wahlweise mit entrahmter Milch bzw. Sojamilch zubereitet. Dazu Aprikosenstückchen und Erdbeeren

Zwischenmahlzeit

1 Becher fettarmer Joghurt

Mittagessen

Kräuter-Linsen-Salat mit Schinkenspeck
(Rezept siehe Seite 47), dazu ein Salat aus jungem Spinat und Cherrytomaten

ALTERNATIV:

Kräuter-Linsen-Salat mit Fetakäse
(Rezept siehe Seite 47), den Schinkenspeck durch zerbröckelten Fetakäse ersetzen.

Zwischenmahlzeit

Gemüsesaft
aus 5 Mohrrüben, 1 Apfel und 2 Stangen Sellerie

2 Scheiben Roggen-Knäckebrot

Abendessen

Gegrilltes Forellenfilet oder gegrillte Portobello-Pilze
dazu gibt es Yams- oder Süßkartoffelbrei, Rosenkohl und Erbsen.

Hervorragend **gegen das Altern**

• **Mohrrüben** wirken stark entgiftend im Körper und enthalten außerdem viel Betakarotin (Antioxidantium).

• **Linsen** lassen wie Bohnen und andere Hülsenfrüchte Menschen länger leben. Das fanden australische Wissenschaftler heraus.

• **Rosenkohl** enthält Sulforaphan. Forscher sind der Meinung, dies könnte der wirkungsvollste dem Krebs vorbeugende Stoff der Welt sein.

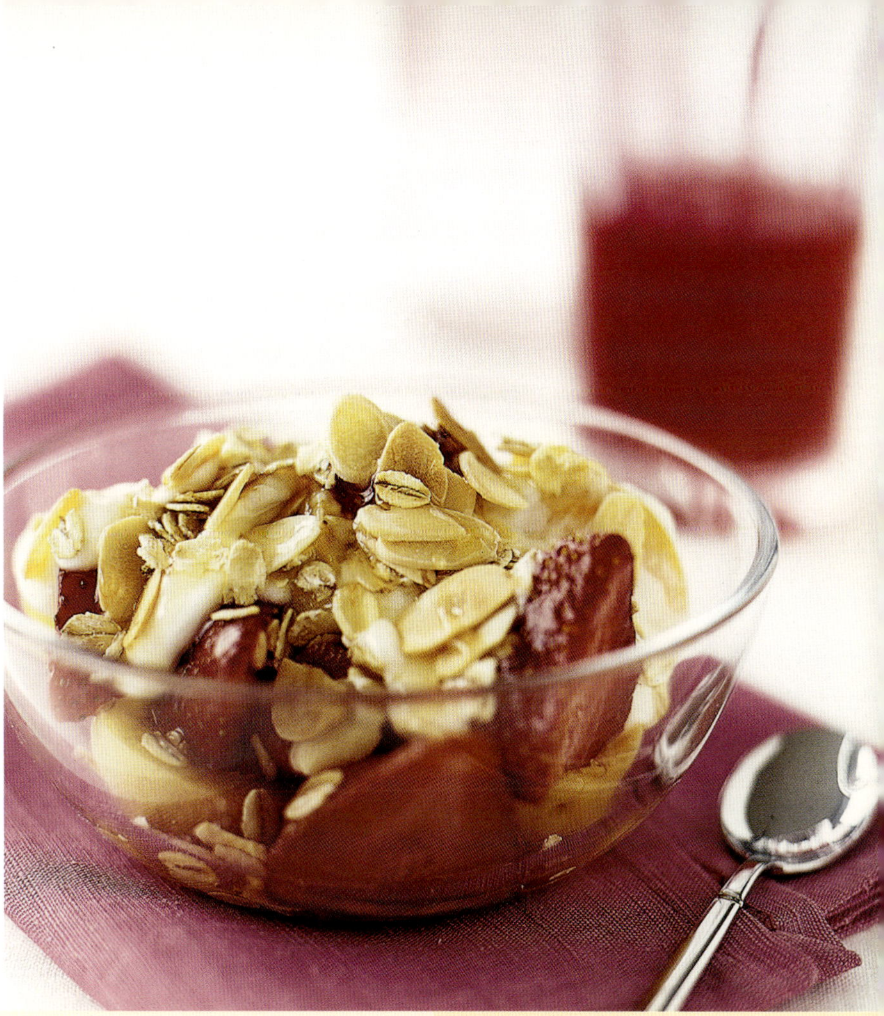

Sommerliche Früchte mit Honig und Haferflocken

Vorbereitungszeit: 5 Minuten

1 Portion

4 Aprikosen, entsteint und halbiert

4 Erdbeeren, halbiert

1 TL klarer Honig

1 EL griechischer Joghurt

1 EL mittelfeine Haferflocken

1 EL geröstete Mandeln

1 Aprikosen und Erdbeeren in eine Schale geben. Griechischen Joghurt und Honig hinzu geben, Haferflocken und Mandeln darüber streuen.

kcal: **275 (1158 kJ)**
Protein: **9 g**
Kohlenhydrate: **36 g**
Fett: **12 g**
GI: **N**

Tipp für ein **längeres Leben**

Lernen Sie, mit Stress umzugehen. Eine Studie, in der über Hundertjährige in Neu-England befragt wurden, zeigte deutlich: Sie alle ließen nicht zu, dass der Stress ihr Leben beherrscht.

Tag 7

Heute ist der letzte Tag des offiziellen Plans, aber denken Sie daran: Es ist erst der Anfang vom Rest Ihres Lebens. Verwenden Sie die Rezepte aus diesem Buch sowie Ihr neu erworbenes Wissen für eine weitere GI-bewusste Ernährung, und nutzen Sie diese Ernährung für Ihre Gesundheit.

Frühstück

Französischer Toast
Körner-, Gersten- oder Sojabrotscheiben in Ei einweichen und in einer Pfanne mit Ölspray (siehe Ernährungstipp Seite 47) braten. Dazu gibt es weiße Bohnen in Tomatensoße aus der Dose.

Zwischenmahlzeit

1 Hand voll Beerenobst mit Joghurt

Mittagessen

Tabbouleh-Salat
(Rezept siehe Seite 49), dazu gegrillte rote und gelbe Paprika und etwas Hummus

Zwischenmahlzeit

Obstsalat
Aus 4 beliebigen Obstsorten. Orangen- oder Apfelsaft darüberträufeln.

Abendessen

Nudeln mit Tomaten, Spinat und Ricotta
(Rezept siehe Seite 117), dazu Zuckererbsen

Hervorragend **gegen das Altern**

• **Weiße Bohnen in Tomatensoße** haben dieselben guten Eigenschaften wie andere Bohnen und Hülsenfrüchte, verdienen aber aufgrund ihrer Verbraucherfreundlichkeit eine gesonderte Erwähnung.

• **Paprika** ist reich an Vitamin C und enthält wie andere rote, gelbe und orangefarbene Lebensmittel Karotinoide, das sind wichtige Antioxidantien.

• **Tomatensoße** enthält beträchtliche Mengen des gegen Krebs schützenden Stoffes Lycopen.

Nudeln mit Tomaten, Spinat und Ricotta

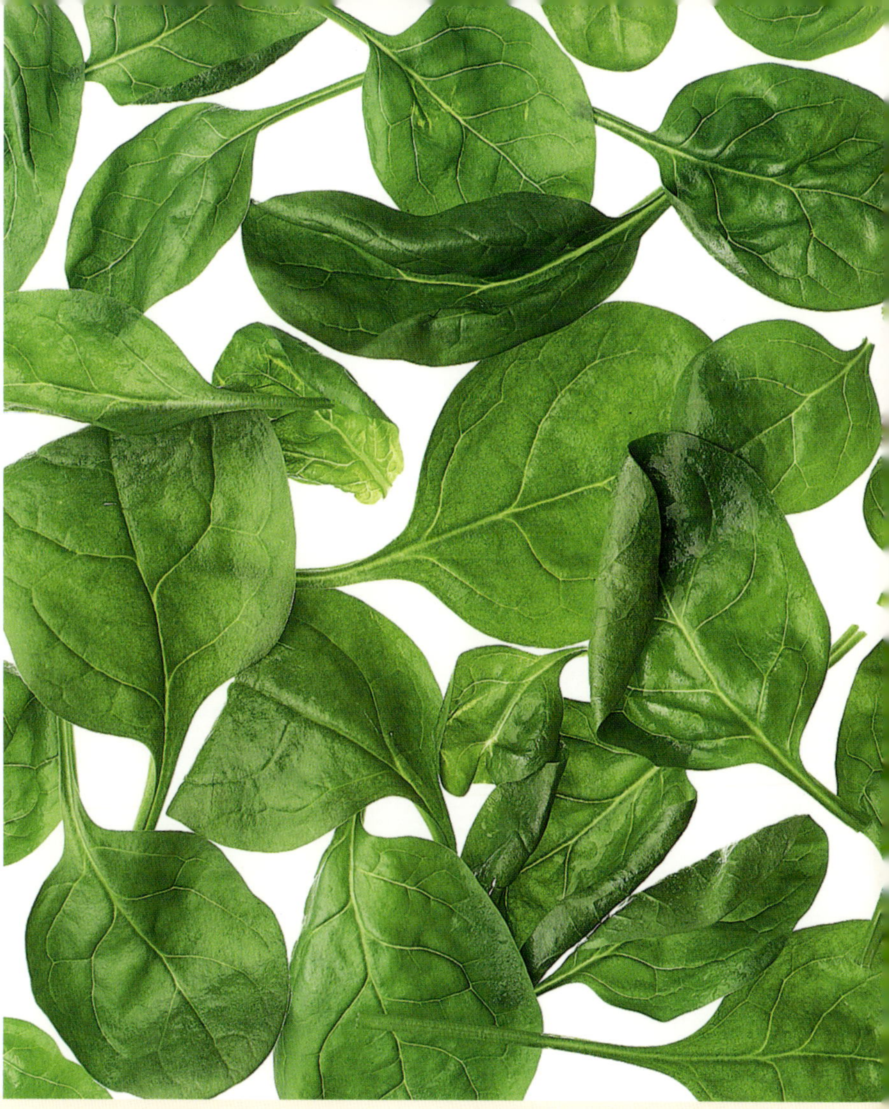

Vorbereitungszeit: 10 Minuten

Kochzeit: 10 – 15 Minuten

4 Portionen

375 g Nudeln (Trockengewicht), z.B. Penne

1 TL Olivenöl

1 Knoblauchzehe, gepresst

1 Zwiebel

1/2 TL getrocknete, zerstoßene Chilischoten

700 g passierte Tomaten

250 g junger Spinat

150 g Ricotta-Käse

1 Die Nudeln in leicht gesalzenem kochendem Wasser 12 Minuten bzw. gemäß Packungsangaben kochen, abgießen.

2 In der Zwischenzeit das Öl in einem Topf erhitzen, Knoblauch und Zwiebeln hinzugeben und 3 – 4 Minuten anbraten. Chili hinzufügen und 1 weitere Minute braten.

Tipp für ein **längeres Leben**

Hören Sie auf zu Rauchen. Einen größeren Gefallen können Sie Ihrer Gesundheit nicht tun – und Sie erhöhen Ihre Chancen auf ein längeres Leben.

3 Die passierten Tomaten unter Rühren hinzugeben und 2 Minuten köcheln lassen. Spinat und Ricotta dazugeben und rühren, bis der Spinat weich wird. Die Nudeln mit der Soße vermischen, mit Salz und Pfeffer abschmecken und servieren.

kcal: **432 (1814 kJ)**
Protein: **18 g**
Kohlenhydrate: **79 g**
Fett: **7 g**
GI: **N**

GI-TABELLEN

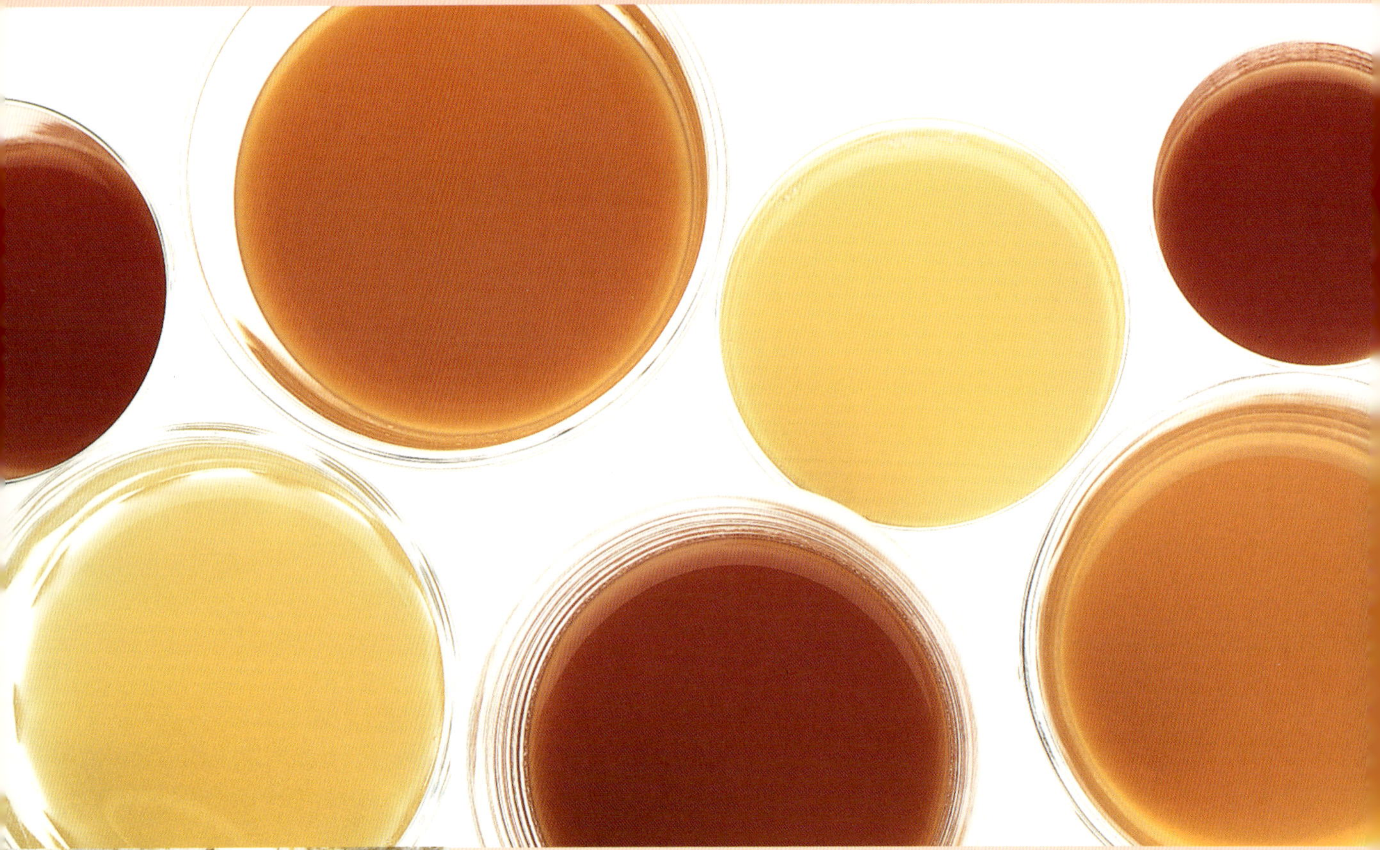

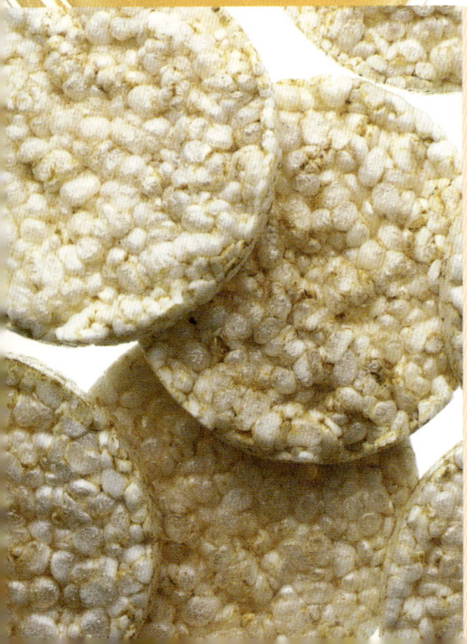

Dieser Abschnitt richtet sich an diejenigen, die bei ihrer Ernährung die Kalorienmengen zählen möchten. Für Lebensmittel, die in den Abnehmplänen verwendet wurden, findet man in den Tabellen die Kalorienangaben.

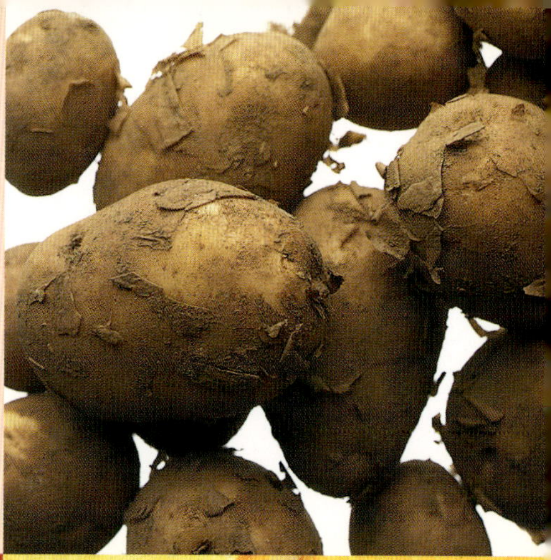

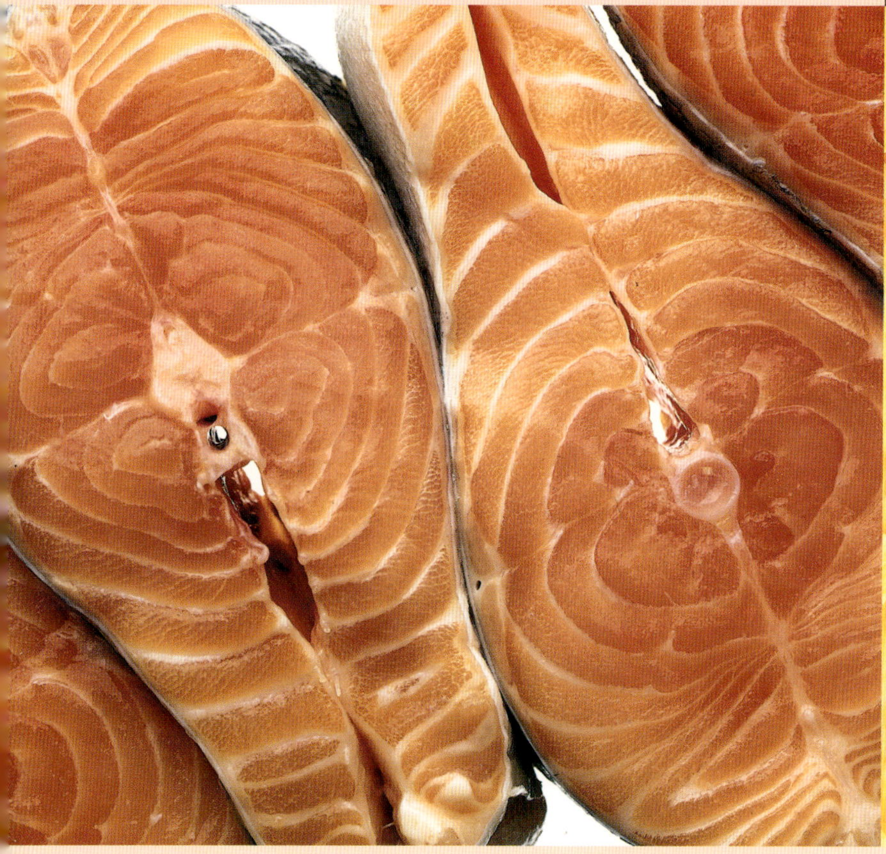

Hier ist der Glykämische Index von über 300 Lebensmitteln des täglichen Gebrauchs aufgelistet, von Alfalfa bis Zwiebeln. Mit diesen Tabellen können Sie die GI-bewusste Ernährung dauerhaft anwenden und auf diesem Wege Ihre Gesundheit stabilisieren, zu mehr Energie kommen und eine schlankere Figur dauerhaft halten. Vielleicht erreichen Sie durch das Essen nach dem GI schließlich sogar ein höheres Alter!

Vom Gebrauch der **Tabellen**

Sie finden die Lebensmittel in zwei Tabellen aufgelistet. Sie sind einmal in alphabetischer Reihenfolge aufgeführt und dann noch einmal in Lebensmittelgruppen unterteilt, beispielweise „Bohnen und Hülsenfrüchte“, damit man leicht vergleichen kann. In der mittleren Spalte (Kästen) ist der Glykämische Index der Lebensmittel deutlich als hoch, mittel oder niedrig angegeben (H, M, N). In der nächsten Spalte stehen die Kalorien (kcal) oder Kilojoules (kJ) pro 25 g des Lebensmittels beziehungsweise pro 100 ml bei Flüssigkeiten.

* Bei den mit einem Stern gekennzeichneten Begriffen handelt es sich um reine Protein-Lebensmittel, die einen solch vernachlässigbar geringen Einfluss auf den Blutzucker haben, dass der Glykämische Index trotz fehlender offizieller Messung als niedrig gilt. Bitte beachten Sie, dass eine Verarbeitung (zum Beispiel Rindfleischburger statt Rindfleischsteak), die Zugabe von Semmelbröseln, Butter oder Soßen den Glykämischen Index dieser Lebensmittel verändern kann. Die Messungen gelten also stets für das reine Produkt, also für frische Hähnchenbrust oder frisches Fischfilet, es sei denn, ein verarbeitetes Produkt ist als solches angegeben.

A

Alfalfa	N	7 kcal (29 kJ)
Ananas (aus der Dose in Saft)	M	13 kcal (55 kJ)
Ananas (aus der Dose in Sirup)	M	18 kcal (76 kJ)
Ananas	M	12 kcal (50 kJ)
Ananassaft	M	45 kcal (189 kJ)
Apfel	N	13 kcal (55 kJ)
Apfelsaft	N	43 kcal (180 kJ)
Aprikosen (Dose)	M	18 kcal (76 kJ)
Aprikosen (getrocknet)	N	53 kcal (223 kJ)
Aprikosen	M	8 kcal (34 kJ)
Artischocke	N	13 kcal (55 kJ)
Aubergine	N	18 kcal (75 kJ)
Augenbohnen (aus der Dose)	N	32 kcal (134 kJ)
Augenbohnen (Trockengewicht)	N	77 kcal (323 kJ)
Avocado	N	54 kcal (227 kJ)

B

Bagel	H	68 kcal (286 kJ)
Baguette	H	77 kcal (323 kJ)
Banane	M	26 kcal (110 kJ)
Basmatireis (gekocht)	M	36 kcal (151 kJ)
Basmatireis (Trockengewicht)	M	97 kcal (407 kJ)
Bier	H	32 kcal (134 kJ)
Birnen (aus der Dose in Saft)	N	9 kcal (38 kJ)
Birnen	N	12 kcal (50 kJ)
Biskuit	N	81 kcal (340 kJ)
Blaubeeren	N	8 kcal (34 kJ)
Blumenkohl	N	10 kcal (42 kJ)
Bohnensprossen	N	9 kcal (38 kJ)
Brezeln	H	91 kcal (382 kJ)
Brokkoli	N	9 kcal (38 kJ)
Brombeeren	N	7 kcal (29 kJ)
Brotfüllung (z.B. für Pute)	H	35 kcal (147 kJ)
Brunnenkresse	N	6 kcal (25 kJ)
Buchweizen (Trockengewicht)	N	102 kcal (428 kJ)
Bücklinge	N*	46 kcal (193 kJ)
Bulgur (Trockengewicht)	N	104 kcal (437 kJ)
Butter	N	206 kcal (865 kJ)
Buttergebäck	M	120 kcal (504 kJ)

C

Camembert	N*	85 kcal (357 kJ)
Cashewnüsse	N	176 kcal (740 kJ)
Chana Dhal	N	30 kcal (125 kJ)
Cheddar (halbfett)	N*	75 kcal (315 kJ)
Cheddar	N*	116 kcal (487 kJ)
Chips (Kartoffel-)	M	140 kcal (588 kJ)
Cola	M	43 kcal (181 kJ)
Cornflakes	H	105 kcal (441 kJ)
Couscous (gekocht)	M	48 kcal (201 kJ)
Couscous (Trockengewicht)	M	103 kcal (433 kJ)
Crème fraîche	N	48 kcal (201 kJ)
Croissant	M	80 kcal (336 kJ)

D

Datteln (frisch)	H	31 kcal (130 kJ)
Datteln (Trockengewicht)	H	77 kcal (323 kJ)
Dessertcreme (25 g Pulver, mit entrahmter Milch angerührt)	N	22 kcal (92 kJ)
Dessertcreme (25 g Pulver, mit Vollmilch angerührt)	N	33 kcal (139 kJ)
Dicke Bohnen (aus der Dose)	H	25 kcal (105 kJ)
Dicke Bohnen (frisch) 74 g	H	17 kcal (71 kJ)
Donuts	H	99 kcal (416 kJ)

E

Edamer (halbfett)	N*	70 kcal (294 kJ)
Edamer	N*	95 kcal (399 kJ)
Eier (mittelgroß)	N*	80 kcal (336 kJ)
Eiernudeln	N	109 kcal (458 kJ)
Eiweiß	N*	15 kcal (63 kJ)
Ente (Fleisch und Haut)	N*	94 kcal (395 kJ)
Ente (nur Fleisch)	N*	53 kcal (223 kJ)

Erbsen	N	24 kcal (100 kJ)
Erdbeeren	N	8 kcal (34 kJ)
Erdnussbutter	N	150 kcal (630 kJ)
Erdnüsse	N	160 kcal (672 kJ)
Erdnüsse mit Schokoladenüberzug	N	128 kcal (537 kJ)

F

Falafel	N	37 kcal (155 kJ)
Feigen (frisch)	M	12 kcal (50 kJ)
Feigen (getrocknet)	M	65 kcal (273 kJ)
Feingebäck	M	130 kcal (546 kJ)
Fertig-Nudelgericht	N	85 kcal (357 kJ)
Fetakäse	N*	75 kcal (315 kJ)
Fettarmer Brotaufstrich	N	106 kcal (445 kJ)
Fettucine-Nudeln (weiß, gekocht)	N	33 kcal (138 kJ)
Fettucine-Nudeln (weiß, Trockengewicht)	N	103 kcal (432 kJ)
Filetsteak	N*	54 kcal (227 kJ)
Fischstäbchen	N	44 kcal (185 kJ)
Flocken mit Honigüberzug	H	106 kcal (445 kJ)
Forellenfilet	N*	38 kcal (160 kJ)
Frischkäse (halbfett)	N*	50 kcal (210 kJ)
Frischkäse	N*	80 kcal (336 kJ)
Fruchtgummi	H	92 kcal (386 kJ)
Früchtebrot	N	85 kcal (357 kJ)
Früchtecocktail (aus der Dose in Saft)	M	8 kcal (34 kJ)
Früchtecocktail (aus der Dose in Sirup)	M	16 kcal (68 kJ)

G

Gans	N*	89 kcal (374 kJ)
Garnelen (geschält)	N*	30 kcal (126 kJ)
Gartenbohnen (gekocht)	N	27 kcal (113 kJ)
Gartenbohnen (Trockengewicht)	N	82 kcal (344 kJ)
Gekochte Kartoffeln	N	21 kcal (88 kJ)
Gekochte Süßspeisen	H	100 kcal (420 kJ)
Gekochter Vorderschinken (ohne Fett)	H*	47 kcal (197 kJ)
Gerstenbrot (mit Körnern)	N	44 kcal (184 kJ)
Gerstenbrot (ohne Körner)	M	48 kcal (202 kJ)
Glukosedrinks	H	76 kcal (320 kJ)
Glutenfreie Nudeln	M	100 kcal (420 kJ)
Glutenfreies Brot	H	100 kcal (420 kJ)
Grapefruit	N	9 kcal (38 kJ)
Grapefruitsaft	N	35 kcal (147 kJ)
Graubrot	M	62 kcal (260 kJ)
Guacamole	N	53 kcal (222 kJ)
Gurke	N	3 kcal (13 kJ)

H

Haferkekse	M	123 kcal (516 kJ)
Hähnchen (mit Haut)	M	37 kcal (155 kJ)
Hähnchen (ohne Haut)	N*	32 kcal (134 kJ)
Hähnchenfleisch-Nuggets	N	43 kcal (180 kJ)
Halbierte Erbsen (gekocht)	N	36 kcal (151 kJ)
Halbierte Erbsen (Trockengewicht)	N	94 kcal (395 kJ)
Hamburger-Brötchen	M	80 kcal (336 kJ)
Hefeteilchen zum Toasten	M	45 kcal (189 kJ)
Heilbutt	N*	29 kcal (122 kJ)
Himbeeren	N	7 kcal (29 kJ)
Hirse	H	104 kcal (437 kJ)
Honig	M	85 kcal (357 kJ)
Honigmelone	M	5 kcal (21 kJ)
Hummer	N*	33 kcal (139 kJ)
Hummus	N	85 kcal (357 kJ)
Hüttenkäse (halbfett)	N*	22 kcal (92 kJ)
Hüttenkäse	N*	27 kcal (113 kJ)

J

Jasminreis	H	98 kcal (412 kJ)
Joghurt (fettarm)	N	15 kcal (63 kJ)
Joghurt	N	23 kcal (97 kJ)

K

Kabeljaufilet	N*	21 kcal (88 kJ)
Kalbfleisch	N*	65 kcal (273 kJ)
Kammmuscheln	N*	21 kcal (88 kJ)
Kapern	N	8 kcal (37 kJ)
Kartoffelbrei (aus frischen Kartoffeln)	H	21 kcal (88 kJ)
Kartoffelbrei (Instant)	H	15 kcal (63 kJ)
Kartoffelbrei (Instant, Trockengewicht)	H	90 kcal (378 kJ)
Kartoffelbrei (Instant, zubereitet)	M	15 kcal (63 kJ)
Käsecracker	M	80 kcal (336 kJ)
Kichererbsen (aus der Dose)	N	33 kcal (139 kJ)
Kichererbsen (Trockengewicht)	N	91 kcal (382 kJ)
Kidneybohnen (aus der Dose)	N	29 kcal (121 kJ)
Kidneybohnen (Trockengewicht)	N	76 kcal (320 kJ)
Kirschen	N	11 kcal (46 kJ)
Kiwis	N	12 kcal (50 kJ)
Kohlrüben	H	7 kcal (29 kJ)
Kopfsalat	H	4 kcal (17 kJ)
Körnerbrot	H	61 kcal (256 kJ)
Krebsfleisch	H*	37 kcal (155 kJ)
Kürbis	H	4 kcal (17 kJ)
Kürbiskerne	N	159 kcal (667 kJ)

L

Lachs (aus der Dose)	N*	44 kcal (185 kJ)
Lachs (frisch)	N*	50 kcal (210 kJ)
Lamm (mager)	N*	57 kcal (240 kJ)
Lammkotelett (mit Fett)	N*	88 kcal (370 kJ)
Lauch	N	6 kcal (25 kJ)
Limetten	N	2 kcal (8 kJ)
Linguine-Nudeln (Trockengewicht)	N	103 kcal (432 kJ)
Linsen (aus der Dose)	N	30 kcal (126 kJ)
Linsen (Trockengewicht)	N	90 kcal (378 kJ)
Linsensuppe	N	23 kcal (97 kJ)

M

Mais-Chips	M	57 kcal (249 kJ)
Maiskolben	M	19 kcal (80 kJ)
Maiskörner	M	35 kcal (147 kJ)
Makkaroni	N	103 kcal (432 kJ)
Makrele	N*	62 kcal (260 kJ)
Mandarine	N	11 kcal (46 kJ)
Mandeln	N	172 kcal (722 kJ)
Mango	M	16 kcal (67 kJ)
Margarine	N	204 kcal (856 kJ)
Marmelade	N	75 kcal (315 kJ)
Melba-Toast	H	99 kcal (416 kJ)
Minestrone	N	11 kcal (46 kJ)
Mohrrüben	N	10 kcal (42 kJ)
Mohrrübensaft	N	27 kcal (113 kJ)
Molke-Protein	N*	4 kcal (17 kJ)
Mondbohnen (aus der Dose)	N	22 kcal (92 kJ)
Mondbohnen (Trockengewicht)	N	83 kcal (349 kJ)
Mozzarella	N*	88 kcal (369 kJ)
Muffin (mit Früchten)	M	100 kcal (420 kJ)
Muffin (ohne Früchte)	M	90 kcal (378 kJ)
Muscheln (mit Schalen)	N*	9 kcal (38 kJ)
Muscheln (ohne Schalen)	N*	25 kcal (105 kJ)
Müsli (zuckerarm)	M	101 kcal (424 kJ)
Müsli	M	105 kcal (441 kJ)
Müsliriegel	M	101 kcal (424 kJ)

N

Naturreis (gekocht)	M	40 kcal (168 kJ)
Naturreis (Trockengewicht)	M	100 kcal (420 kJ)
Nudel-Fertiggericht	M	85 kcal (357 kJ)
Nussöl	N	899 kcal (3775 kJ)

O

Ofenkartoffel	H	21 kcal (88 kJ)
Oliven	N	34 kcal (143 kJ)
Olivenöl	N	899 kcal (3775 kJ)
Orangen	N	7 kcal (30 kJ)
Orangengetränk (Instant, 1 EL Pulver, zubereitet)	M	20 kcal (84 kJ)
Orangenlimonade (mit Kohlensäure)	M	43 kcal (181 kJ)

Orangenmarmelade	N	72 kcal (30 kJ)
Orangensaft	N	40 kcal (168 kJ)

P

Papaya	M	10 kcal (420 kJ)
Paprika	N	5 kcal (21 kJ)
Paranüsse	N	198 kcal (831 kJ)
Parmesan	N*	108 kcal (453 kJ)
Pastete (fettarm)	N	50 kcal (210 kJ)
Pastete	N	85 kcal (357 kJ)
Pastinaken	H	18 kcal (76 kJ)
Perlgraupen	N	101 kcal (424 kJ)
Pfannkuchen	M	73 kcal (307 kJ)
Pfirsiche (aus der Dose in Sirup)	M	16 kcal (67 kJ)
Pfirsiche	N	8 kcal (34 kJ)
Pflanzliches Öl	N	900 kcal (3780 kJ)
Pflaumen	N	10 kcal (420 kJ)
Pinienkerne	N	193 kcal (810 kJ)
Pitabrot (braun)	M	80 kcal (336 kJ)
Pitabrot (weiß)	M	80 kcal (336 kJ)
Pizza (mit Fleisch, dünner Boden)	N	62 kcal (260 kJ)
Pizza (vegetarisch, dünner Boden)	N	58 kcal (244 kJ)
Pommes frites (dick geschnitten)	H	54 kcal (227 kJ)
Pommes frites (dünn geschnitten)	H	80 kcal (336 kJ)
Popcorn	N	100 kcal (420 kJ)
Porridge (Instant, Trockengewicht)	M	111 kcal (466 kJ)
Porridge-Haferflocken (Trockengewicht)	N	105 kcal (441 kJ)
Preiselbeersaft	M	51 kcal (214 kJ)
Pute (mit Haut)	N*	52 kcal (218 kJ)
Pute (ohne Haut)	N*	45 kcal (189 kJ)

Q

Quinoa	N	87 kcal (365 kJ)

R

Ravioli (Fleisch-füllung, gekocht)	N	46 kcal (193 kJ)
Ravioli (Fleisch-füllung, Trockengewicht)	N	78 kcal (328 kJ)
Ravioli (Käse-füllung, gekocht)	N	57 kcal (238 kJ)
Ravioli (Käse-füllung, Trockengewicht)	N	95 kcal (399 kJ)
Reisflocken (mit Schokolade)	H	108 kcal (453 kJ)
Reisflocken (pur)	H	100 kcal (420 kJ)
Reisflocken	H	93 kcal (390 kJ)
Reisnudeln (gekocht)	M	35 kcal (147 kJ)
Reisnudeln (Trockengewicht)	M	102 kcal (428 kJ)
Reiswaffeln	H	92 kcal (386 kJ)
Ricotta	N*	53 kcal (222 kJ)
Rinderhackfleisch (mager)	N*	50 kcal (210 kJ)
Rindfleisch (magere Stücke)	N*	50 kcal (210 kJ)
Risottoreis	M	101 kcal (424 kJ)
Roggenbrot (mit Körnern)	M	46 kcal (193 kJ)
Roggenbrot (ohne Körner)	H	90 kcal (378 kJ)
Roggen-Knäckebrot	M	88 kcal (370 kJ)
Rosenkohl	N	12 kcal (50 kJ)
Rosinen	M	78 kcal (328 kJ)
Rote Beete	M	10 kcal (42 kJ)

S

Salsa	N	13 kcal (55 kJ)
Sardinen (aus der Dose, in Öl)	N*	61 kcal (256 kJ)
Sardinen (frisch)	N*	46 kcal (193 kJ)
Sardinen	N*	40 kcal (168 kJ)
Satsumas	N	11 kcal (46 kJ)
Sauerrahm	N	188 kcal (789 kJ)
Sauerteigbrot	M	63 kcal (264 kJ)
Schellfisch	N*	20 kcal (84 kJ)
Schinken (fettreduziert)	N*	32 kcal (134 kJ)
Schinkenspeck (Speckscheiben)	N*	53 kcal (222 kJ)
Schokolade (Vollmilch)	N	153 kcal (643 kJ)
Schokolade (weiß)	N	150 kcal (630 kJ)
Schokolade (Zartbitter)	N	128 kcal (535 kJ)
Schokoladenstreusel	N	154 kcal (647 kJ)
Scholle	N*	27 kcal (113 kJ)
Schweinefleisch (nur Fleisch)	N*	59 kcal (248 kJ)
Schweinekotelett (mager)	N*	53 kcal (223 kJ)
Schweinekotelett (mit Fett)	N*	73 kcal (307 kJ)
Schwertfisch	N*	31 kcal (130 kJ)
Seeteufel	N*	18 kcal (76 kJ)
Seezungenfilet	N*	26 kcal (109 kJ)
Sojabohnen (gekocht)	N	40 kcal (168 kJ)
Sojabohnen (Trockengewicht)	N	106 kcal (445 kJ)
Sojabrot	N	64 kcal (269 kJ)
Sojagranulat (Hackfleischersatz)	N	74 kcal (310 kJ)
Spaghetti (Vollkorn, gekocht)	N	32 kcal (134 kJ)
Spaghetti (Vollkorn, Trockengewicht)	N	96 kcal (403 kJ)
Spaghetti (hell, gekocht)	N	33 kcal (138 kJ)
Spaghetti (hell, Trockengewicht)	N	103 kcal (432 kJ)
Spargel	N	25 kcal (105 kJ)
Speiseeis (fettarm)	N	42 kcal (176 kJ)
Speiseeis (vollfett)	M	70 kcal (294 kJ)
Spinat	N	7 kcal (29 kJ)
Sportlerdrinks	H	28 kcal (118 kJ)
Staudensellerie	N	2 kcal (8 kJ)
Stiltonkäse	N*	101 kcal (424 kJ)
Sultaninen	M	79 kcal (332 kJ)
Süßkartoffeln	M	25 kcal (105 kJ)

T

Tacos	M	120 kcal (504 kJ)
Teegebäck	M	112 kcal (470 kJ)
Tofu	N	34 kcal (142 kJ)
Tomaten	N	5 kcal (21 kJ)
Tomaten (aus der Dose)	N	5 kcal (21 kJ)
Tomatensaft	N	15 kcal (63 kJ)
Tomatensuppe	N	16 kcal (67 kJ)
Tortellini (Fleisch-füllung, gekocht)	N	46 kcal (193 kJ)
Tortellini (Fleisch-füllung, Trockengewicht)	N	78 kcal (328 kJ)
Tortellini (Käse-füllung, gekocht)	N	57 kcal (238 kJ)
Tortellini (Käse-füllung, Trockengewicht)	N	95 kcal (399 kJ)
Tortilla-Wraps (Weißmehl)	M	81 kcal (340 kJ)
Tortilla-Wraps (Vollkornmehl)	N	79 kcal (331 kJ)
Trauben (rot)	M	16 kcal (67 kJ)
Trauben (weiß)	N	16 kcal (67 kJ)
Tunfisch (aus der Dose, in Öl)	N*	53 kcal (223 kJ)
Tunfisch (aus der Dose, im Sud)	N*	28 kcal (118 kJ)
Tunfisch (frisch)	N*	40 kcal (168 kJ)

U

Udon-Nudeln	M	86 kcal (361 kJ)

V

Vermicelli-Nudeln (gekocht)	N	34 kcal (143 kJ)
Vermicelli-Nudeln (Trockengewicht)	N	103 kcal (433 kJ)
Vollkornbrot	M	61 kcal (256 kJ)

W

Waffeln	H	110 kcal (462 kJ)
Walnüsse	N	192 kcal (806 kJ)
Wassermelone (mit Schale)	H	5 kcal (21 kJ)
Wassermelone (ohne Schale)	H	9 kcal (38 kJ)
Wein (rot)	M	68 kcal (285 kJ)
Wein (weiß)	M	66 kcal (277 kJ)
Weißbrot (mit Ballaststoffen angereichert)	M	61 kcal (256 kJ)
Weißbrot	H	62 kcal (260 kJ)
Weiße Bohnen (in Tomatensoße aus der Dose)	N	23 kcal (97 kJ)
Weißer Reis (gekocht)	M	39 kcal (164 kJ)

Weißer Reis (Schnellkochreis, gekocht)	H	39 kcal (164 kJ)
Weißer Reis (Schnellkochreis, Trockengewicht)	H	108 kcal (453 kJ)
Weißer Reis (Trockengewicht)	M	108 kcal (453 kJ)
Weißkohl	N	8 kcal (37 kJ)
Weizenflocken	N	95 kcal (399 kJ)
Weizenkleie	M	76 kcal (320 kJ)
Weizenkleie (mit Obst)	M	90 kcal (378 kJ)
Weizenkleie	N	76 kcal (320 kJ)
Wildbret	N*	30 kcal (126 kJ)
Wildreis (gekocht)	M	50 kcal (210 kJ)
Wildreis (Trockengewicht)	M	104 kcal (437 kJ)
Würstchen	N	80 kcal (336 kJ)

Y

Yamswurzel	M	33 kcal (139 kJ)

Z

Zaziki	N	18 kcal (75 kJ)
Zitronen	N	4 kcal (17 kJ)
Zitronengetränk (Instant, 1 EL Pulver, zubereitet)	M	20 kcal (84 kJ)
Zucchini	N	5 kcal (21 kJ)
Zuckererbsen	N	9 kcal (37 kJ)
Zwieback	M	150 kcal (630 kJ)
Zwiebeln	N	10 kcal (420 kJ)

Bohnen und Hülsenfrüchte

Augenbohnen (aus der Dose)	N	32 kcal (134 kJ)
Augenbohnen (Trockengewicht)	N	77 kcal (323 kJ)
Chana Dhal	N	30 kcal (125 kJ)
Dicke Bohnen (aus der Dose)	H	25 kcal (105 kJ)
Dicke Bohnen (frisch)	H	17 kcal (71 kJ)
Erbsen halbiert (gekocht)	N	36 kcal (151 kJ)
Erbsen halbiert (Trockengewicht)	N	94 kcal (395 kJ)
Flageoletbohnen	N	25 kcal (105 kJ)
Gartenbohnen (gekocht)	N	27 kcal (113 kJ)
Gartenbohnen (Trockengewicht)	N	82 kcal (344 kJ)
Kichererbsen (aus der Dose)	N	33 kcal (139 kJ)
Kichererbsen (Trockengewicht)	N	91 kcal (382 kJ)
Kidneybohnen (aus der Dose)	N	29 kcal (121 kJ)
Kidneybohnen (Trockengewicht)	N	76 kcal (320 kJ)
Linsen (aus der Dose)	N	30 kcal (126 kJ)
Linsen (Trockengewicht)	N	90 kcal (378 kJ)
Mondbohnen (aus der Dose)	N	22 kcal (92 kJ)
Mondbohnen (Trockengewicht)	N	83 kcal (349 kJ)
Sojabohnen (gekocht)	N	40 kcal (168 kJ)
Sojabohnen (Trockengewicht)	N	106 kcal (445 kJ)
Weiße Bohnen in Tomatensoße aus der Dose	N	23 kcal (97 kJ)

Brot und Kuchen/Gebäck

Bagel	H	68 kcal (286 kJ)
Baguette	H	77 kcal (323 kJ)
Biskuit	N	81 kcal (340 kJ)
Brot aus in der Steinmühle gemahlenem Mehl	M	60 kcal (252 kJ)
Brotfüllung (z.B. für Pute)	H	35 kcal (147 kJ)
Croissant	M	80 kcal (336 kJ)
Donut	H	99 kcal (416 kJ)
Feingebäck	M	130 kcal (546 kJ)
Früchtebrot	N	85 kcal (357 kJ)
Gerstenbrot (mit Körnern)	N	44 kcal (184 kJ)
Gerstenbrot (ohne Körner)	M	48 kcal (202 kJ)
Glutenfreies Brot	H	100 kcal (420 kJ)
Graubrot	M	62 kcal (260 kJ)
Hefeteilchen zum Toasten	M	45 kcal (189 kJ)
Körnerbrot	N	61 kcal (256 kJ)
Muffin (mit Früchten)	M	100 kcal (420 kJ)
Muffin (ohne Früchte)	M	90 kcal (378 kJ)
Pfannkuchen	M	73 kcal (307 kJ)
Pitabrot (Vollkorn)	M	61 kcal (256 kJ)
Pitabrot (Weißmehl)	M	62 kcal (260 kJ)
Roggen-/Pumpernickelbrot (mit Körnern)	N	46 kcal (193 kJ)
Roggen-/Pumpernickelbrot (ohne Körner)	M	90 kcal (378 kJ)
Sauerteigbrot	M	63 kcal (264 kJ)
Scones (ohne Füllung)	H	75 kcal (315 kJ)
Sojabrot	N	64 kcal (269 kJ)
Tortilla-Wraps (Weißmehl)	M	81 kcal (340 kJ)
Tortilla-Wraps (Vollkorn)	N	79 kcal (331 kJ)
Vollkornbrot	M	61 kcal (256 kJ)
Waffeln	H	110 kcal (462 kJ)
Weißbrot (mit Ballaststoffen)	M	61 kcal (256 kJ)
Weißbrot	H	62 kcal (260 kJ)

Brotaufstriche und Dips

Erdnussbutter	N	150 kcal (630 kJ)
Guacamole	N	53 kcal (222 kJ)
Honig	M	85 kcal (357 kJ)
Hummus	N	85 kcal (357 kJ)
Marmelade	N	75 kcal (315 kJ)
Orangenmarmelade	N	72 kcal (30 kJ)
Salsa	N	13 kcal (55 kJ)
Schokoladenaufstrich	N	154 kcal (647 kJ)

Fisch und Schalentiere

Anchovis	N*	76 kcal (320 kJ)
Bückling	N*	46 kcal (193 kJ)
Fischstäbchen	N	44 kcal (185 kJ)
Forellenfilet	N*	38 kcal (160 kJ)
Garnelen (geschält)	N*	30 kcal (126 kJ)
Heilbutt	N*	29 kcal (122 kJ)
Hummer	N*	33 kcal (139 kJ)
Kabeljaufilet	N*	21 kcal (88 kJ)
Kammmuscheln	N*	21 kcal (88 kJ)
Krebsfleisch	N*	37 kcal (155 kJ)
Lachs (frisch)	N*	50 kcal (210 kJ)
Lachs (aus der Dose)	N*	44 kcal (185 kJ)
Makrele	N*	62 kcal (260 kJ)
Miesmuscheln (mit Schalen)	N*	9 kcal (38 kJ)
Miesmuscheln (ohne Schalen)	N*	25 kcal (105 kJ)
Sardinen	N*	40 kcal (168 kJ)
Sardinen (aus der Dose, in Öl)	N*	61 kcal (256 kJ)
Sardinen (frisch)	N*	46 kcal (193 kJ)
Schellfisch	N*	20 kcal (84 kJ)
Scholle	N*	27 kcal (113 kJ)
Schwertfisch	N*	31 kcal (130 kJ)
Seeteufel	N*	18 kcal (76 kJ)
Seezungenfilet	N*	26 kcal (109 kJ)
Tunfisch (aus der Dose, in Öl)	N*	53 kcal (223 kJ)
Tunfisch (aus der Dose, im Sud)	N*	28 kcal (118 kJ)
Tunfisch (frisch)	N*	40 kcal (168 kJ)

Fleisch

Filetsteak	N*	54 kcal (227 kJ)
Gekochter Vorderschinken (ohne Fett)	N*	47 kcal (197 kJ)
Kalbfleisch	N*	65 kcal (273 kJ)
Lamm (mager)	N*	57 kcal (240 kJ)
Lammkotelett (mit Fett)	N*	88 kcal (370 kJ)
Rinderhackfleisch (mager)	N*	50 kcal (210 kJ)
Rindfleisch (magere Stücke)	N*	50 kcal (210 kJ)
Schinken (fettreduziert)	N*	32 kcal (134 kJ)
Schinkenspeck (Speckscheiben)	N*	53 kcal (222 kJ)
Schweinefleisch (nur Fleisch)	N*	59 kcal (248 kJ)

Schweinekotelett (mager)	N*	53 kcal (223 kJ)
Schweinekotelett (mit Fett)	N*	73 kcal (307 kJ)
Wildbret	N*	30 kcal (126 kJ)
Würstchen	N	80 kcal (336 kJ)

Frühstücksflocken

Cornflakes	H	105 kcal (441 kJ)
Flocken mit Honigüberzug	H	106 kcal (445 kJ)
Müsli (zuckerarm)	M	101 kcal (424 kJ)
Müsli	M	105 kcal (441 kJ)
Porridge (Instant, Trockengewicht)	M	111 kcal (466 kJ)
Porridge-Haferflocken (Trockengewicht)	N	105 kcal (441 kJ)
Reisflocken	H	93 kcal (390 kJ)
Weizenflocken	M	95 kcal (399 kJ)
Weizenkleie	N	76 kcal (320 kJ)
Weizenkleie (mit Obst)	M	90 kcal (378 kJ)

Geflügel und Wild

Ente (Fleisch und Haut)	N*	94 kcal (395 kJ)
Ente (nur Fleisch)	N*	53 kcal (223 kJ)
Gans	N*	89 kcal (374 kJ)
Hähnchen (Fleisch und Haut)	N*	37 kcal (155 kJ)
Hähnchen (nur Fleisch)	N*	32 kcal (134 kJ)
Hähnchenfleisch-Nuggets	N	43 kcal (180 kJ)
Pute (Fleisch und Haut)	N*	52 kcal (218 kJ)
Pute (nur Fleisch)	N*	45 kcal (189 kJ)

Gemüse

Alfalfa	N	7 kcal (29 kJ)
Artischocken	N	13 kcal (55 kJ)
Auberginen	N	18 kcal (75 kJ)
Blumenkohl	N	10 kcal (42 kJ)
Bohnensprossen	N	9 kcal (38 kJ)
Brokkoli	N	9 kcal (38 kJ)
Brunnenkresse	N	6 kcal (25 kJ)
Erbsen	N	24 kcal (100 kJ)
Gurke	N	3 kcal (13 kJ)
Kapern	N	8 kcal (37 kJ)
Kohlrüben	H	7 kcal (29 kJ)
Kopfsalat	N	4 kcal (17 kJ)
Kürbis	H	4 kcal (17 kJ)
Lauch	N	6 kcal (25 kJ)
Maiskolben	M	19 kcal (80 kJ)
Maiskörner	M	35 kcal (147 kJ)
Mohrrüben	N	10 kcal (42 kJ)
Paprika	N	5 kcal (21 kJ)
Pastinaken	H	18 kcal (76 kJ)
Rosenkohl	N	12 kcal (50 kJ)
Rote Beete	M	10 kcal (42 kJ)
Spargel	N	25 kcal (105 kJ)
Spinat	N	7 kcal (29 kJ)
Staudensellerie	N	2 kcal (8 kJ)
Tomaten	N	5 kcal (21 kJ)
Tomaten (aus der Dose)	N	5 kcal (21 kJ)
Weißkohl	N	8 kcal (37 kJ)
Zucchini	N	5 kcal (21 kJ)
Zuckererbsen	N	9 kcal (37 kJ)
Zwiebeln	N	10 kcal (420 kJ)

Getränke

Ananassaft	N	45 kcal (189 kJ)
Apfelsaft	N	43 kcal (180 kJ)
Bier	H	32 kcal (134 kJ)
Cola	M	43 kcal (181 kJ)
Glukosedrinks	H	76 kcal (320 kJ)
Grapefruitsaft	N	35 kcal (147 kJ)
Kakao (fettarm)	N	81 kcal (340 kJ)
Mohrrübensaft	N	27 kcal (113 kJ)
Orangengetränk (Instant, 1 EL Pulver, zubereitet)	M	20 kcal (84 kJ)
Orangenlimonade (mit Kohlensäure)	M	43 kcal (181 kJ)
Orangensaft	N	40 kcal (168 kJ)
Preiselbeersaft	M	51 kcal (214 kJ)
Sportlerdrinks	H	28 kcal (118 kJ)
Tomatensaft	N	15 kcal (63 kJ)
Wasser	N	0 kcal (0 kJ)
Wein (rot)	M	68 kcal (285 kJ)
Wein (weiß)	M	66 kcal (277 kJ)
Zitronengetränk (Instant, 1 EL Pulver, zubereitet)	M	20 kcal (84 kJ)

Kartoffeln

Frühkartoffeln	N	20 kcal (84 kJ)
Kartoffelbrei (aus (frischen Kartoffeln)	H	21 kcal (88 kJ)
Kartoffelbrei (Instant)	H	15 kcal (63 kJ)
Kartoffelchips	M	140 kcal (588 kJ)
Ofenkartoffeln	H	21 kcal (88 kJ)
Pommes frites (dick geschnitten)	H	54 kcal (227 kJ)
Pommes frites (dünn geschnitten)	H	80 kcal (336 kJ)
Süßkartoffeln	M	25 kcal (105 kJ)
Yamswurzeln	M	33 kcal (139 kJ)

Käse

Camembert	N*	85 kcal (357 kJ)
Cheddar (halbfett)	N*	75 kcal (315 kJ)
Cheddar	N*	116 kcal (487 kJ)
Edamer (halbfett)	N*	70 kcal (294 kJ)
Edamer	N*	95 kcal (399 kJ)
Fetakäse	N*	75 kcal (315 kJ)
Frischkäse (halbfett)	N*	50 kcal (210 kJ)
Frischkäse	N*	80 kcal (336 kJ)
Hüttenkäse (halbfett)	N*	22 kcal (92 kJ)
Hüttenkäse	N*	27 kcal (113 kJ)
Mozzarella	N*	88 kcal (369 kJ)
Parmesan	N*	108 kcal (453 kJ)
Ricotta	N*	53 kcal (222 kJ)
Stiltonkäse	N*	101 kcal (424 kJ)

Kekse und Cracker

Buttergebäck	M	120 kcal (504 kJ)
Haferkekse	M	123 kcal (516 kJ)
Käsecracker	M	124 kcal (520 kJ)
Melba-Toast	H	99 kcal (416 kJ)
Reiswaffeln	H	92 kcal (386 kJ)
Roggen-Knäckebrot	M	88 kcal (370 kJ)
Teegebäck	M	112 kcal (470 kJ)
Zwieback	M	150 kcal (630 kJ)

Milch

Entrahmte Milch	N	34 kcal (142 kJ)
Halbentrahmte Milch	N	45 kcal (189 kJ)
Kondensmilch	M	17 kcal (71 kJ)
Schokoladen-Milchmixgetränk (fettarm)	N	81 kcal (340 kJ)
Sojamilch	N	43 kcal (180 kJ)
Vollmilch	N	65 kcal (273 kJ)

Milchprodukte

Crème fraîche	N	48 kcal (201 kJ)
Entrahmte Milch	N	34 kcal (142 kJ)
Halbentrahmte Milch	N	45 kcal (189 kJ)
Joghurt (fettarm)	N	15 kcal (63 kJ)
Joghurt	N	23 kcal (97 kJ)
Kakao (fettarm)	N	81 kcal (340 kJ)
Kondensmilch	M	17 kcal (71 kJ)
Sauerrahm	N	188 kcal (789 kJ)
Speiseeis (fettarm)	N	42 kcal (176 kJ)
Speiseeis (vollfett)	M	70 kcal (294 kJ)
Vollmilch	N	65 kcal (273 kJ)

Nudeln und Körner

Buchweizen (Trockengewicht)	N	102 kcal (428 kJ)
Bulgur (Trockengewicht)	N	104 kcal (437 kJ)
Couscous (gekocht)	M	48 kcal (201 kJ)
Couscous (Trockengewicht)	M	103 kcal (433 kJ)
Eiernudeln	N	109 kcal (458 kJ)
Fettucine-Nudeln (hell, gekocht)	N	33 kcal (138 kJ)
Fettucine-Nudeln (hell, Trockengewicht)	N	103 kcal (432 kJ)
Glutenfreie Nudeln	M	100 kcal (420 kJ)
Hirse	H	104 kcal (437 kJ)
Jasminreis	H	98 kcal (412 kJ)
Linguine-Nudeln (Trockengewicht)	N	103 kcal (432 kJ)
Makkaroni	N	103 kcal (432 kJ)

Nudel-Fertiggericht	N	85 kcal (357 kJ)
Perlgraupen	N	101 kcal (424 kJ)
Quinoa	N	87 kcal (365 kJ)
Ravioli (Fleischfüllung, gekocht)	N	46 kcal (193 kJ)
Ravioli (Fleischfüllung, Trockengewicht)	N	78 kcal (328 kJ)
Ravioli (Käsefüllung, gekocht)	N	57 kcal (238 kJ)
Ravioli (Käsefüllung, Trockengewicht)	N	95 kcal (399 kJ)
Spaghetti (hell, gekocht)	N	32 kcal (134 kJ)
Spaghetti (Vollkorn, Trockengewicht)	N	96 kcal (403 kJ)
Spaghetti (hell, gekocht)	N	33 kcal (138 kJ)
Spaghetti (hell, Trockengewicht)	N	103 kcal (432 kJ)
Tortellini (Fleischfüllung, gekocht)	N	46 kcal (193 kJ)
Tortellini (Fleischfüllung, Trockengewicht)	N	78 kcal (328 kJ)
Tortellini (Käsefüllung, gekocht)	N	57 kcal (238 kJ)
Tortellini (Käsefüllung, Trockengewicht)	N	95 kcal (399 kJ)
Udon-Nudeln	M	86 kcal (361 kJ)
Vermicelli-Nudeln (gekocht)	N	34 kcal (143 kJ)
Vermicelli-Nudeln (Trockengewicht)	N	103 kcal (433 kJ)

Obst

Ananas (aus der Dose in Saft)	M	13 kcal (55 kJ)
Ananas (aus der Dose in Sirup)	M	18 kcal (76 kJ)
Ananas	M	12 kcal (50 kJ)
Apfel	N	13 kcal (55 kJ)
Aprikosen (aus der Dose)	M	18 kcal (76 kJ)
Aprikosen (getrocknet)	N	53 kcal (223 kJ)
Aprikosen	M	8 kcal (34 kJ)
Avocado	N	54 kcal (227 kJ)
Banane	M	26 kcal (110 kJ)
Birnen (aus der Dose, in Saft)	N	9 kcal (38 kJ)
Birnen (aus der Dose, in Sirup)	M	14 kcal (59 kJ)
Birnen	N	12 kcal (50 kJ)
Blaubeeren	N	8 kcal (34 kJ)
Brombeeren	N	7 kcal (29 kJ)
Erdbeeren	N	8 kcal (34 kJ)
Feigen (frisch)	M	12 kcal (50 kJ)
Feigen (Trockengewicht)	M	65 kcal (273 kJ)
Früchtecocktail (aus der Dose, in Saft)	M	8 kcal (34 kJ)
Früchtecocktail (aus der Dose, in Sirup)	M	16 kcal (68 kJ)
Grapefruit	N	9 kcal (38 kJ)
Himbeeren	N	7 kcal (29 kJ)
Honigmelone	M	5 kcal (21 kJ)
Kirschen	N	11 kcal (46 kJ)
Kiwis	N	12 kcal (50 kJ)
Limetten	N	2 kcal (8 kJ)
Mandarinen	N	11 kcal (46 kJ)
Mango	M	16 kcal (67 kJ)
Oliven	N	34 kcal (143 kJ)
Orangen	N	7 kcal (30 kJ)
Papaya	M	10 kcal (42 kJ)
Pfirsich (aus der (Dose, in Sirup)	M	16 kcal (67 kJ)
Pfirsich (aus der (Dose, in Saft)	N	11 kcal (46 kJ)
Pfirsich	N	8 kcal (34 kJ)
Pflaumen	N	10 kcal (420 kJ)
Rosinen	M	78 kcal (328 kJ)
Satsumas	N	11 kcal (46 kJ)
Sultaninen	M	79 kcal (332 kJ)
Tomaten	N	5 kcal (21 kJ)
Tomaten (aus der Dose)	N	5 kcal (21 kJ)
Trauben (blau)	M	16 kcal (67 kJ)
Trauben (weiß)	N	16 kcal (67 kJ)
Wassermelone (mit Schale)	H	5 kcal (21 kJ)
Wassermelone (ohne Schale)	H	9 kcal (38 kJ)
Zitronen	N	4 kcal (17 kJ)
Zwetschgen	N	38 kcal (160 kJ)

Öle und Fette

Butter	N	206 kcal (865 kJ)
Fettarmer Brotaufstrich	N	106 kcal (445 kJ)
Margarine	N	204 kcal (856 kJ)
Nussöl	N	899 kcal (3775 kJ)
Olivenöl	N	899 kcal (3775 kJ)
Pflanzenöl	N	900 kcal (3780 kJ)

Reis

Basmati (gekocht)	M	36 kcal (151 kJ)
Basmati (Trockengewicht)	M	97 kcal (407 kJ)
Jasminreis	H	98 kcal (412 kJ)
Naturreis (gekocht)	M	40 kcal (168 kJ)
Naturreis (Trockengewicht)	M	100 kcal (420 kJ)
Risottoreis	M	101 kcal (424 kJ)
Weißer Reis (gekocht)	M	39 kcal (164 kJ)
Weißer Reis (Trockengewicht)	M	108 kcal (453 kJ)
Wildreis (gekocht)	M	50 kcal (210 kJ)
Wildreis (Trockengewicht)	M	104 kcal (437 kJ)

Snacks (pikant)

Brezeln	H	91 kcal (382 kJ)
Cashewnüsse	N	176 kcal (740 kJ)
Erdnüsse	N	160 kcal (672 kJ)
Kartoffelchips	M	140 kcal (588 kJ)
Mais-Chips	M	57 kcal (249 kJ)
Mandeln	N	172 kcal (722 kJ)
Paranüsse	N	198 kcal (831 kJ)
Popcorn	H	100 kcal (420kg
Reiswaffeln	H	92 kcal (386 kJ)
Walnüsse	N	192 kcal (806 kJ)

Snacks (süß)

Biskuit	N	81 kcal (340 kJ)
Buttergebäck	M	120 kcal (504 kJ)
Donuts	H	99 kcal (416 kJ)
Erdnüsse mit Schokoladenüberzug	N	128 kcal (537 kJ)
Feingebäck	M	130 kcal (546 kJ)
Fruchtgummi	H	92 kcal (386 kJ)
Gekochte Süßspeisen	H	100 kcal (420 kJ)
Joghurt (fettarm)	N	15 kcal (63 kJ)
Joghurt	N	23 kcal (97 kJ)
Kaubonbons	H	105 kcal (441 kJ)
Muffin (mit Früchten)	M	100 kcal (420 kJ)
Muffin (ohne Früchte)	M	90 kcal (378 kJ)
Müsliriegel	M	101 kcal (424 kJ)
Schokolade (Vollmilch)	N	153 kcal (643 kJ)
Schokolade (weiß)	N	150 kcal (630 kJ)
Schokolade (Zartbitter)	N	128 kcal (535 kJ)
Speiseeis (fettarm)	N	42 kcal (176 kJ)
Speiseeis (vollfett)	M	70 kcal (294 kJ)
Teegebäck	M	112 kcal (470 kJ)
Zwieback	M	150 kcal (630 kJ)

Register

Rezeptverzeichnis

Dank

Mein Dank geht an alle Auftraggeber, die mich in der Zeit, in der ich an diesem Buch arbeitete, ertrugen, insbesondere an Simone Cave von der Zeitschrift Mirror und Andrew Fleming von der Zeitschrift Best. Ferner an den Ernährungswissenschaftler Dale Faddon aus Auckland, der mir zahlreiche „dumme Fragen“ beantwortete, sowie die Ernährungswissenschaftler Natalie Savona, Lyndel Costain und Antony Haymes, die mir in der Vergangenheit viele Fragen beantworteten. Und wie stets geht mein Dank an meine Mutter, an Martin und an Tim.